なぜ、妻のガンは2週間で消えたのか

薬用キノコ研究一筋27年

薬学博士
元井益郎
motoi masuro

新評論

まえがき――妻にガンが見つかった

妻が胃ガンになり、ブラジルで「神のキノコ」と呼ばれる薬用キノコを飲用したところ、二週間という短期間でガンが消えてしまったことがきっかけとなって、ガンが消えたメカニズムを解明しようと研究を開始したのが約二七年前、この間の成果を記述したものが本書となります。

妻のガンが短期間に消えたという事実は、現在の西洋医学の考えでは信じられないことですし、言ってみれば「奇跡」に近いことかもしれません。なぜ、跡形もなくガンが消えたのか？　その答えを目指して薬剤師である私は、日本を代表する大学や研究機関とともに研究を続けてきました。そして、今回、その成果についてまとめられるレベルに達したのです。

キノコでガンが消える……そんなバカな？

そもそも、キノコでガンが消えた話をすると、多くの人から「そんなバカな？　信じられない！」という返事が届きます。なかには、言葉には出さずに、「お前、頭がおかしいのではないか？」といった態度を示す人もいます。もちろん、多くの西洋医学の医師もそのように感じているようです。

とはいえ、こんな例もあります。

「発明王」と言われるトーマス・エジソン（Thomas Alva Edison, 1847〜1931）は、学校の先生に「お前の頭は腐っている」と言われたそうです。また、「ノーベル賞を受賞するような人は突飛な発想をする」とも言われていますから、変人扱いをされてもあまり気にしないようにしています。何と言っても、ガンが消えたことは隠しようのない事実ですから。

そして、妻のガンによって一度は暗闇を覗いた者として、同じ境遇にあるみなさんに、「その奇跡をぜひ伝えたい」という思いでパソコンに向かいました。必ず参考にしていただけることがある、と私は確信しています。

胃ガンの宣告

私がガンに興味をもつようになったきっかけは、前述したように、約二七年前の一九九五年、東京都内にあるK病院での人間ドックにおいて、妻に「胃ガン」が見つかってからです。そのときの様子を詳しく述べましょう。

検査を行った当日、その場で医師から「胃ガン」という宣告を受け、「入院、即手術」と言われて妻は帰宅しました。そのとき、妻は四〇代の後半でした。本人、家族とも大きなショックを受けました。そこで、大阪にいる親戚の医師にその状況を説明したところ、「その場でガンです。即手術です、といったいきなりの宣告はあまりにも人権を無視している」と彼は言って、大変腹を立てていました。

「手術をするなら大阪で、専門医師をはじめとして、最高の環境を整えるので大阪に来なさい」という提案までしていただいたのですが、東京と大阪では距離が離れすぎているので、やはり東京での手術を考え、ベッドが空くまでの二週間、不安感いっぱいで過ごしました。

ものは試し、と思って、たまたま私がブラジルから仕入れた「神のキノコ」と呼ばれる薬用キノコの飲用を妻にすすめました。それを飲みだした妻は、最初の一週間ほどは身体がそれを強く要求しているように感じたようで、通常量の三～四倍ほど飲んだようです。そして二週間後、入院当日に行われた精密検査で「ガンが消えていた」のです。そのときの様子、想像できますか。

K病院の精密検査を行った医師とガンと診断した医師の間で、検査の途中から議論噴出となったようです。

診断した医師が「ガンはあるはずです。しっかり診てください」と言い、精密検査を行った医師は「ていねいに診ましたが、どこにもありません」と答えていたと、会話を聞いていた妻が話してくれました。

最終的には、「ないものは手術できません」と言われて、妻は帰宅させられてしまっています。

私が会社から帰ると、今日から入院しているはずの妻が家にいます。事情を聞いて大喜びです。しかし、二〜三日後、冷静に考えてみると、どちらかの検査が誤診ではないかと思うようになりました。もし、二度目の精密検査が誤診でガンを見落としていた場合は進行してしまいます。要するに、この時点における「神のキノコ」に対する評価は私にとっても半信半疑で、これが理由だとは思っていなかったのです。

そこで出した結論は、念のため、大阪にいる親戚の医師のもとに行って再度精密検査をする、というものでした。そこで、大阪の医師からK病院の医師に連絡をしてもらい、一度目の検査データや写真をK病院から妻が預かり、大阪まで持参しました。そのデータや写真を見た大阪の医師たちが下した診断は、「進行性の早い胃ガンと考えられ、早く手術をしよう」

と東京の医師が慌てた状況が理解できる、というものでした。

ちなみに、大阪で行われた精密検査の結果は、「胃のどこにもガンは見つからず、キレイなものだった」というものでした。また、K病院の二人の医師が下した診断結果は、「ともに誤診ではない」ということでした。

この結果は、真っ暗闇に落ち込んだ絶望状態から、私たちを再び明るい希望の世界へと導きました。大学で薬学を学んできた者として、半信半疑の状態から想像をはるかに超える成果に大きな興味が湧き、「神のキノコ」の里である地球の裏側、ブラジルにある農場まで向かうことにしました。

日本では、「カワラタケというキノコからクレスチンという免疫療法薬」などをはじめとして数種類の抗がん剤がこの時点でも開発されていましたので、ある程度は薬用キノコに対する基礎知識はありましたが、妻のガンをあっという間に消してしまった薬用キノコは、いったいどのような環境で栽培されているのかと、興味津々で飛行機に乗り込んだわけです。

一九九六年、妻のガンが消えた翌年の秋でした。

もくじ

第4章 世界のガン医療と日本のガン医療 105

第5章 「神のキノコ」の特長 129

第6章 免疫機能の働き

第7章 がんが消えるメカニズム

第8章　ガンの再発と「ガンを寄せつけない生き方」

なぜ、妻のガンは2週間で消えたのか——薬用キノコ研究一筋27年

第1章　「神のキノコ」との出合い

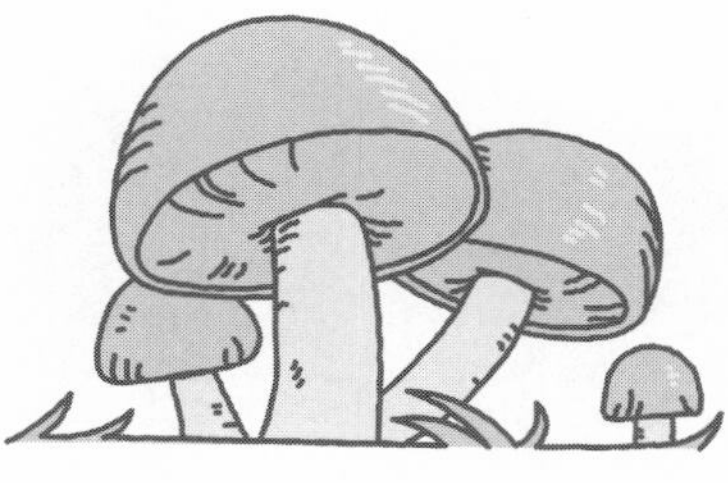

ブラジルでの栽培環境

一九九六年秋、成田空港から丸一日飛行機に乗り、降り立った地は、ほぼ地球の裏側ブラジル・サンパウロ国際空港。強い陽射しが肌を射します。そう、ブラジルは南半球にあり、日本とは逆の暑い夏に向かうという季節です。

そこからさらに車で約二時間移動し、到着した農場は、大自然の森に囲まれた標高八〇〇メートルほどの高地にありました。広大な赤土の大地、強烈な太陽光が燦々と降り注いでいます。空気は清らか、近くの川にはマスがたくさん泳いでいました。

この地を訪れるまでのキノコに対する私のイメージは、日陰で、湿気のあるジメジメとした環境に生えている、というものでした。しかし、目にしたキノコは、強烈な紫外線が降り注ぐ太陽光のもとで露地栽培されていたのです。時に鳴り響く雷鳴のあとには、

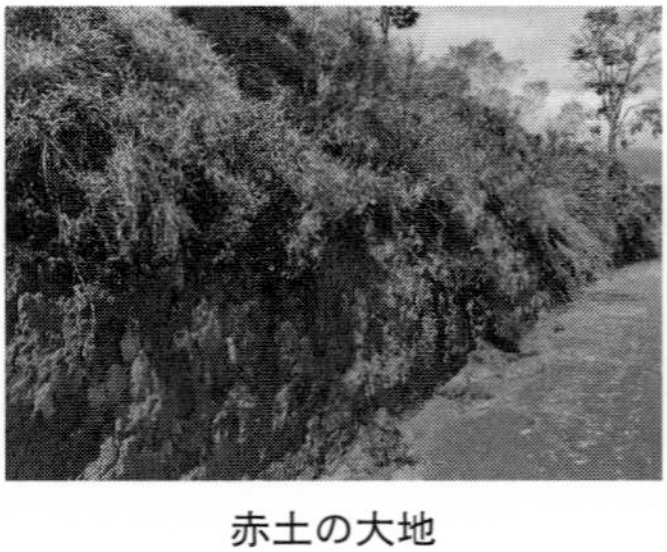
赤土の大地

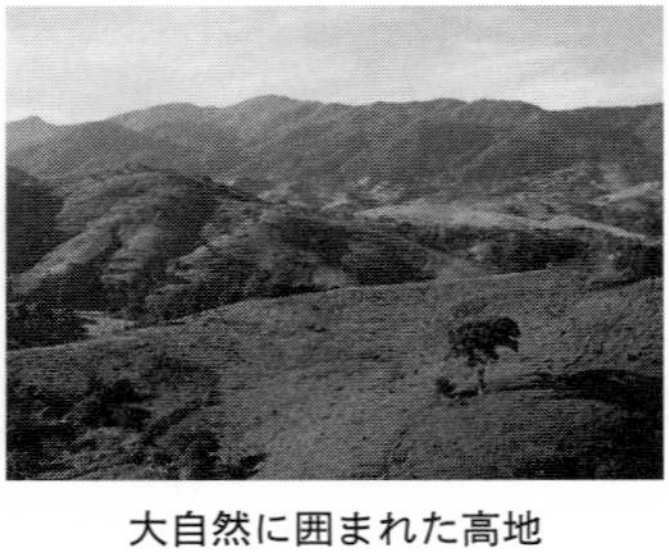
大自然に囲まれた高地

それこそバケツをひっくり返したような「スコールが来る」と言っていました。まさに、想像を超えるような過酷な環境下の畑に巨大なキノコが生えていたのです。思わず、その生命力に驚愕しました。

現地の人たちは、このキノコを「神のキノコ」と呼んでいます。ちなみに、ポルトガル語では「Cogmelo de Deus」、英語では「Mushroom of God」となります。大きさを見るだけで、凄いパワーがありそうです。早くも、このパワーが妻のガンを短期間で消し去ったのではないかと思えてきました。

桁外れとも言える厳しい環境で育つキノコには、どのような栄養成分や有効成分が含まれているのか？　どのような薬理作用があるのか？　ガンを消したメカニズムはどこにあるのか？　たくさんの興味や関心が湧きあがってきました。

農場で働く人たちの笑顔

この農場で働く人たちは、みんな満面の笑みを

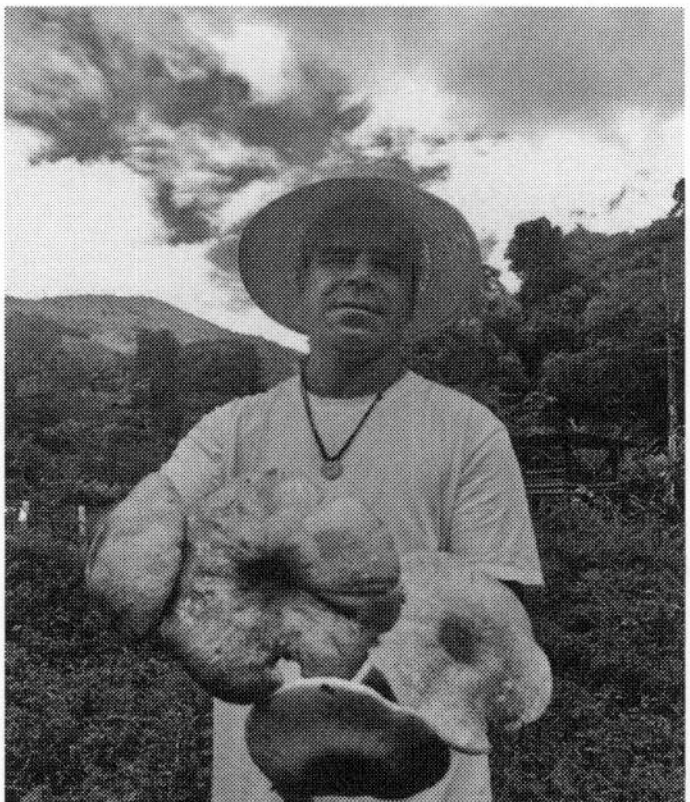

「神のキノコ」を持つ農場の人

浮かべていました。はるばる地球の裏側から来てくれたと、夕食時には、肉と「神のキノコ」のバーベキュー料理で私を歓迎してくれました。何と言っても、農場で働くおばあちゃんや子どもたちまでが参加してくれたことが嬉しかったです。

「神のキノコ」は、収穫したその日だけ「生食」ができます。なぜかというと、地中から収穫した際、キノコ自身がもっている強力な酸化酵素が理由で、キノコの裏側が真っ黒に変色してしまうからです。そのため、キノコが生えて来る日は、曜日に関係なく太陽が昇る前から農場に行き、収穫、洗浄、スライス、そして乾燥までさせるといった作業が必要となります。

乾燥作業は、低温の温風乾燥で一〇〜一二時間もかかると言います。「この行程を、キノコが黒く変色しない、その日のうちに完了させる必要がある」と、農場の人が言っていました。本当に不思議なキノコです。ますます興味が湧いてきました。

キノコの菌株と堆肥のつくり方は最高の機密事項

翌日、堆肥と菌株の製造工場を訪れました。小さいながらも、共に清潔な工場です。最初に会ったのは、堆肥担当のオズマールという三〇歳半ばの青年でした。彼は、オランダの堆肥専門の学会に何回も通って知識を吸収し、栽培の難しい「神のキノコ」の「専用堆肥を開発した」と言っていましたが、その細かなノウハウは妻にも内緒にしているそうです。

そのあと、キノコの菌株をつくる工場で、特殊な菌株を開発したジルベルトという青年に会いました。三五歳と言っていましたが、ブラジルの大学で微生物学を学んだと言います。私が質問をすると、流れるようなポルトガル語で切れ目なく何分も話してくれました。言葉に切れ目がないので、通訳者が苦労しながらその内容を日本語に訳してくれたのですが、気が付いたら三時間が経過していました。

ジルベルトは、「菌株の研究は大好きで面白い」と笑顔で言っていましたが、その要点をまとめておきましょう。

❶ブラジルの高地で、しかも強烈な紫外線のもとで露地栽培できる菌株に強化するまでにかなり苦労し、七〜八年かかったが、決して諦めなかった。

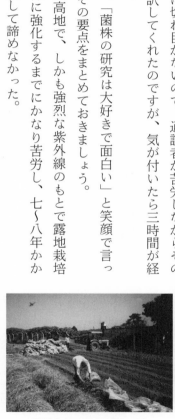

菌株入りの堆肥植えつけ

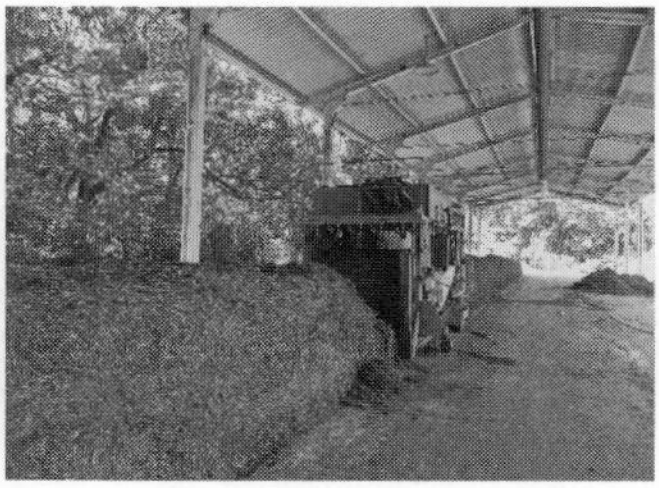

堆肥づくり

❷こんなに強い菌株は世界のどこにもない。だから、同類のキノコと学名などは同じでも、含有成分も薬理作用も大きく違うはずだ。
❸日本をはじめとする多くの国からたくさんの会社がこの地に来て、何年にもわたってキノコの露地栽培に挑戦したが、みんな失敗して帰っていった。現在、残っている会社は一社もない。
❹失敗した会社は、それぞれの国で光の入らない真っ暗な環境のもとでハウス栽培を行っている。確かに、それなら簡単に栽培できるだろうが、それらと自分たちがつくっているキノコはまったく別物で、ここのキノコは世界で唯一のものだ。
❺自分たちがつくっている特殊菌株のキノコは、「神のキノコ」と呼ばれるようになった。もちろん、菌株の製造はトップシークレットになっている。

このように、誇りと自信に満ちた態度で説明してくれました。それにしても、日本から来た会社とはどこなのでしょうか。疑問に思ったので尋ねてみましたが、大いなる配慮のもと、答えてくれませんでした。

ブラジルの医療現場における「神のキノコ」

ガン医療の実態を知るために、「神のキノコ」を医療分野に取り入れているサンパウロのクリニックを訪れました。もちろん、そのキノコを実際に使用した患者に評価を確認するためです。

クリニックにいるエドワルド・ランバート先生は、ブラジルの「オメオパティア」の第一人者です。オメオパティアとは、簡単に言えば「自然療法」という意味で、元々人間がもっている治癒能力を利用して病気を治すという治療法のことです。

エドワルド先生は、化学薬品や注射、メスを使わず、マッサージや呼吸法、そして自然界の動植物を用いて病気を治すと言います。かつては西洋医学の医師をしていたようですが、イギリスのドクター、エドワード・バッハ（Edward Bach, 1886～1936）

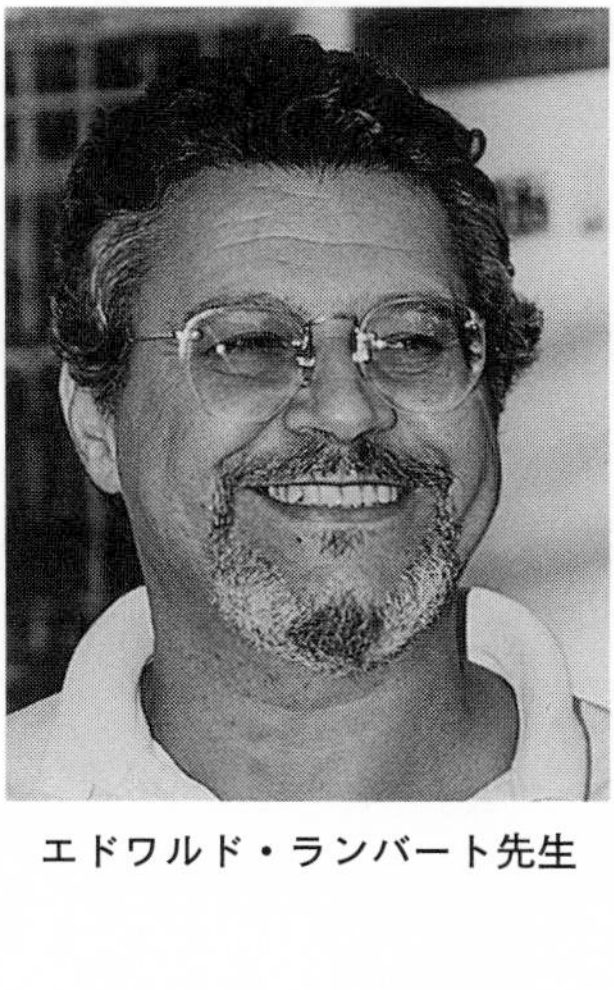
エドワルド・ランバート先生

の本などを読んで自然療法に転じたそうです。

なお、現在ブラジルでは、半数以上の医師が自然療法を取り入れており、「西洋医学の医師に比べて非常に人気が高い」と言われています。そして、ガンなどといった重篤な病気の場合は、まず患者を精神的に立ち直らせることから取り組み、強いストレスを解きほぐす形で自然治癒力を高めていくとも言います。

もちろん、「神のキノコ」をガン患者に使っていると言います。具体的な事例を挙げて説明してくれました。

最初に「神のキノコ」を使用したのは、四八歳になる乳ガンの女性でした。まず、精神面を立ち直させるための治療を行ったあと、「神のキノコ」をすすめたようです。その経過を見てエドワルド先生は、「正直、驚いた」と言っていました。レモンぐらいの大きさだった腫瘍が見る見る小さくなり、何と一か月ほどで消えてしまったのです。

その後、八か月の間に一〇人以上のガンや脳腫瘍の患者に処方したようですが、ほぼ全員が全快したと言います。

最後に熱弁された言葉は、次のようなものでした。

「このキノコは、ガン細胞の増殖を止めるだけでなく、それを消滅させ、再発させない力をもっているということが、自分の患者さんを見るかぎり明らかだ」

このような話を聞いてしまうと、ますますそのメカニズムを解明しようと、意欲が湧いてきました。

ちなみに、一九九七年に女優の市原悦子（一九三六〜二〇一九）さんがブラジル各地を訪問された際、エドワルド先生のクリニックも取材されていました。その様子が、フジテレビの『金曜エンタテイメント』という番組で放送されましたが、その際、先生は同じような発言をされていました。

また、市原さんのブラジル紀行は、『市原悦子の大アマゾン紀行』という本にもなっています。駒澤琛道氏が撮影されたカラー写真とともに掲載されている市原さんのエッセーを読むと、彼女の声が聞こえてきそうです。

何と、この本の巻末には、「アガリクス茸は食品か薬か？」という見出しで、エドワルド先生が寄稿されていました。市原ファンの方々、ぜひ読んでみてください。

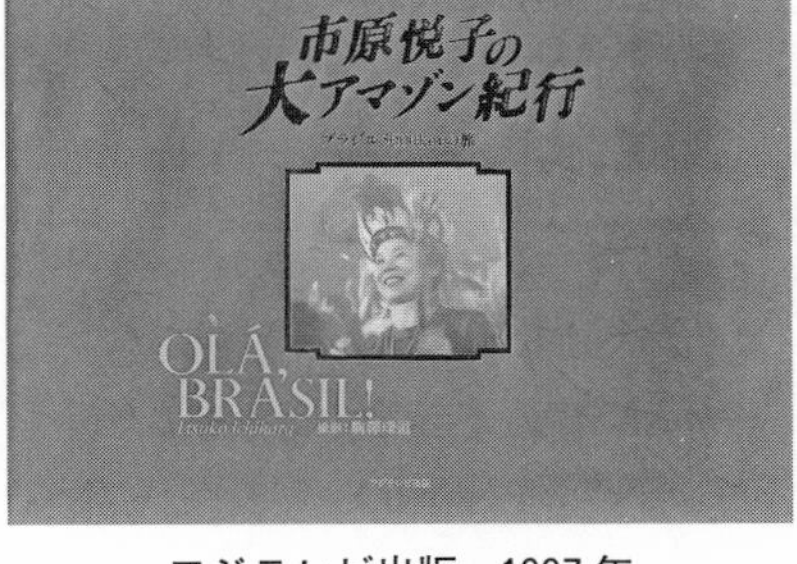

フジテレビ出版、1997年

「神のキノコ」の語源

この農場では、「神のキノコ」の裏側が黒くなって売り物にならないものは、ボランティア活動の一環として、ＨＩＶ感染者やガン患者に無料で提供されているそうです。これが理由で多くの人が健康状態を取り戻したことから、「神のキノコ」と自然に呼ばれるようになったと言います。

もう一つ、このように呼ばれるようになったエピソードがありました。

露地栽培をはじめた最初のころ、「神のキノコ」がたくさん収穫できた翌年は、同じ土地で栽培してもキノコが顔を出さない、また出てきたとしても大きくならなかったというのです。農場の誰かが悪いことをしたために神様に嫌われたのではないか、とみんなが真面目に考えたそうです。そんなことから、「このキノコは神様が授けたキノコ」、つまり「神のキノコ」と呼ぶようになったと語ってくれました。

「露地栽培は思考錯誤、苦労の連続だ」と語ったのは、私が訪問したときに農場やエドワルド先生のクリニックを案内してくれた、今は亡き今井庸浩さんです。

今井さんは、かつて日本のカメラメーカーである「ヤシカ」の女子バレーボールチームのコーチをしていました。当時、「俺の打つボールを止められたら、ニチボー貝塚のボールも止められる」と言って特訓を続けた結果、世界無敵で「東洋の魔女」と言われた「ニチボー貝塚」の二五九連勝にストップをかけています。記憶されている人もいるでしょうが、同じくコーチとして参加した一九六八年のメキシコオリンピックでは、日本チームに銀メダルをもたらしています。

このような実績から、今井さんはブラジルのナショナルチームのヘッドコーチとして招聘され、バレーボールをブラジル各地で教えつつ、強力なチームをつくりあげていきました。以後、今日に至るまで、ブラジルはオリンピックで男女ともメダルを獲得するほどの強いチームとなり、今井さんは「ブラジル・バレーの父」と呼ばれています。その功績から、ブラジル国家から勲章を授与されました。

ところが、今井さん、「神のキノコ」と出合っ

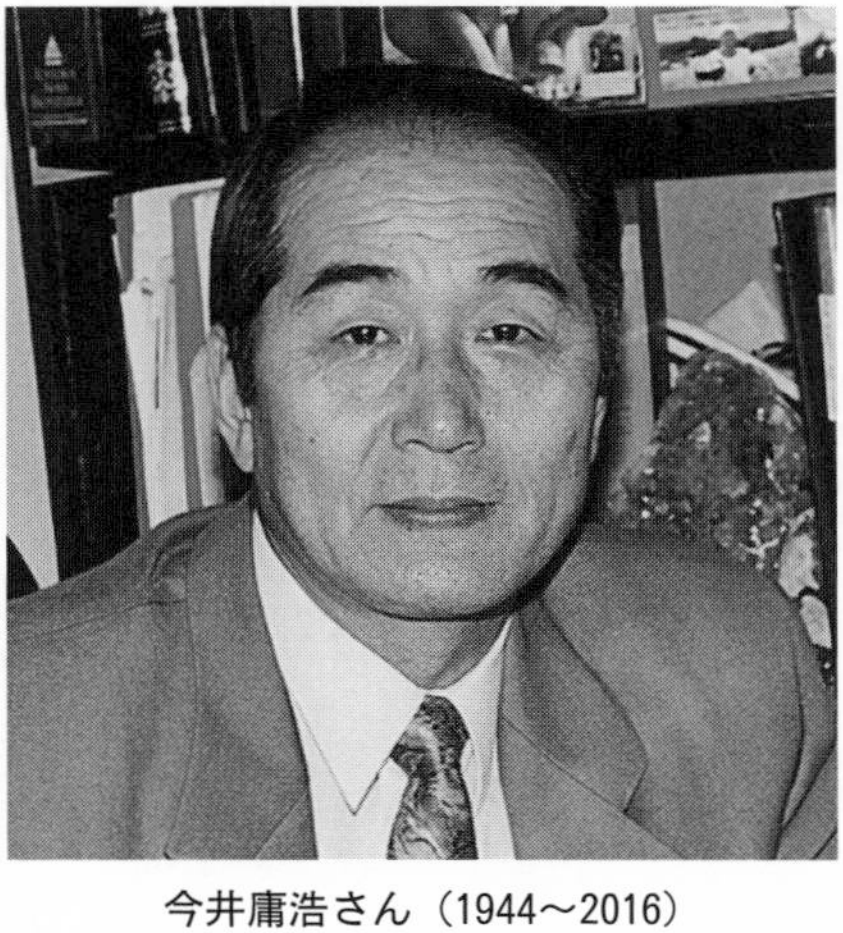

今井庸浩さん（1944〜2016）

てからはナショナルチームとの契約更新を断り、「神のキノコ」の普及活動をはじめたのです。

今井さんの決断

ブラジル国家から勲章まで受章したような人が、なぜ「神のキノコ」の普及活動をはじめたのか不思議に思って、ご本人に直接尋ねてみました。以下に記すのは、ブラジルで今井さんからうかがった内容を私がまとめたものです。

今井さんが「神のキノコ」に出合ったのは、私がブラジルを訪問する三年前、一九九三年のことでした。幼少のころに患った病気の後遺症を軽くしたいと思っていたところ、知り合いから「このキノコは難病から人々を救い、ガンやエイズがよくなった人が大勢いる」と言われて、「神のキノコ」の存在を知ったと言います。

このような話はそれまでにもよく聞いていたようですが、実際に体験したのは一九九四年四月。当時はバレーボールのコーチの合間に知人が栽培している「神のキノコ」の収穫を手伝っていただけですが、ある日、その知人とともにエイズ患者の男性のところに「神のキノコ」を届けに行ったと言います。

今井さんたちを出迎えたのは、見るからにやつれたブラジル人男性でした。その日は、とりあえず「神のキノコ」を渡しただけで帰ったようです。そして、一週間後、男性から電話が入りました。

「おかげさまで、体の調子がよくなってきました」

同じく二週間後、「元気が出てきたので、また勤めに出るようになりました」と言い、そして四週間後、「今井さん、血液検査の結果が出ましたので、ぜひ見に来てください」という連絡が入ったのです。

電話を受けた今井さんが会いに行くと、ビックリです。

「ええっ、君があのときのエイズ患者？　顔に赤みが差している、ワインでも飲んでるんじゃないの？」

さらに、血液検査の結果を見て驚いたそうです。何と、白血球の数が倍に増えていたのです。エイズは、白血球など人体の免疫組織が破壊される病気です。その白血球が増えたということは、免疫機能が強化されたということになります。やはり、とてつもないキノコかもしれない……と思ったそうです。

さらに、今井さんがキノコの普及活動に転身する決定的な事件が一九九四年五月に起こりました。

三五歳の男性美容師に会いに行きました。彼の恋人が八年前にエイズで死亡し、自身も三年前に発症し、「現在は病院で治療を受けている」と聞いたからです。

「神のキノコ」を飲んでもらおうと彼の家を訪ねると、その青年は階段を這うようにして下りてきたと言います。そして、一〇日が過ぎたある日の夕方、二年ぶりに車を運転すると言う彼が、今井さんの自宅まで元気よく訪ねて来ました。まさに、「その変わりように驚いた」と言っていました。

そこで今井さんは、「このキノコは、難病で苦しむ人々を救えるにちがいない。残りの人生をかけても悔いはない」と確信し、転職するという一大決心をしたのです。

今井さんの話を聞いた私も、「よくぞまあ、決心したものだ！」と正直なところ驚きました。そして、前述したように、農場や各工場、医療現場をつぶさに見学したのち、妻がブラジルの事例と同じく短期間で健康を回復した旨を今井さんに伝えるとともに感謝を示しました。

と同時に、「神のキノコ」の不思議さとその大きな可能性に私は引き寄せられてしまったのです。改めて、その不思議さを記しておきましょう。

❶今までのキノコの栽培条件を大きく覆し、ブラジルの高地で強烈な紫外線を浴びるという過酷な気候条件で育つキノコにはどんな成分が含まれ、どんな薬理作用があるのか？

❷ブラジルのエイズ患者と同じく、なぜ妻のガンは短期間で消えたのか？　そのメカニズムは？

以上のような疑問点が科学的に解明されれば、同じような病気で苦しむ多くの人々に対して、「明るく、大きな希望を届けることができる！」と確信しました。そんな期待を込めて、薬剤師なりに「**神のキノコ**を本格的に研究しよう」と決意したわけです。そのキノコというのが、「ブラジル露地栽培アガリクス」なのです。

第2章　キノコは野菜ではない！
——キノコが人類を救う⁉

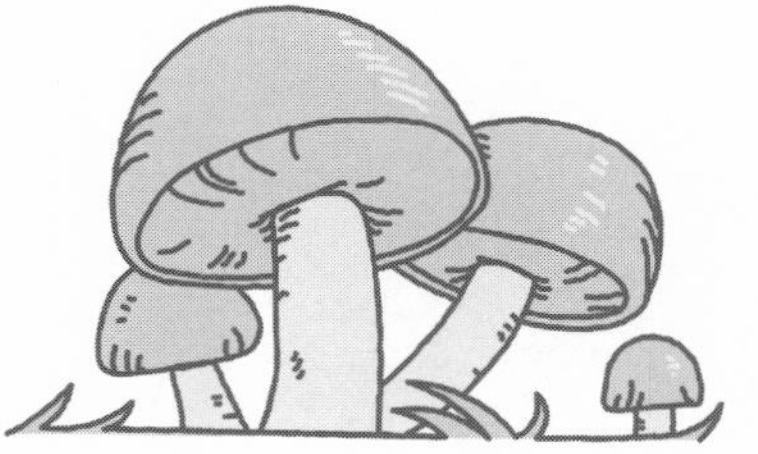

キノコとは……？

そもそも、キノコとはどういうものかご存じですか？　スーパーなどでは野菜売り場で売られているので、野菜の一種と認識している人も多いでしょう。焼肉屋のメニューリストにも、キノコは「野菜」の欄に掲載されています。

言うまでもなく、キノコは野菜ではなく菌類です。「菌界」に属し、植物ではありません。「菌界」は「植物界」や「動物界」とともに生物界を構成する要素の一つです。そもそも「菌」は、元来「キノコ」を意味していました。漢字「菌」の訓読みは「キノコ」となります。もちろん、細菌やウイルスとは異なります。菌界について少し詳しく述べましょう。

菌界は、総称して「真菌類」と呼ばれ、非常に多様な生物が含まれており、多くの研究の結果、約一〇万種の菌類が同定されています。つまり、どういうものであるか、突き止められているわけです。もちろん、そのなかには毒キノコや幻覚性をもっているマジックマッシュルームなどもあります。

地球上には一五〇万種の菌類がいると想定されており、その一部が明らかにされたにすぎません。要するに、未知なるものが数多く残っているということです。

　各部位の名称は、キノコの形（傘）をした部分を「子実体《しじったい》」と呼び、地中など見えない部分を「菌糸体《きんしたい》」と呼んでいます。菌糸とは、菌類の体を構成する糸状の構造です。子実体をつくらない菌糸体は、いわゆる「カビ」と呼ばれているものです。

　味噌や酒をつくるときに使用される麹菌もカビの一種で、発酵産業には欠かせないものとなっています。そして、ご存じのように、細菌類の納豆菌や乳酸菌を使用した納豆、ヨーグルト、キムチなども健康によい食品として高い評価を得ています。

キノコで長生き

　キノコの生産量の多い長野県は平均寿命が長いことで有名なのですが、ご存じですか。話が少しそれますが、長野県の健康実態を簡単に紹介していきましょう。

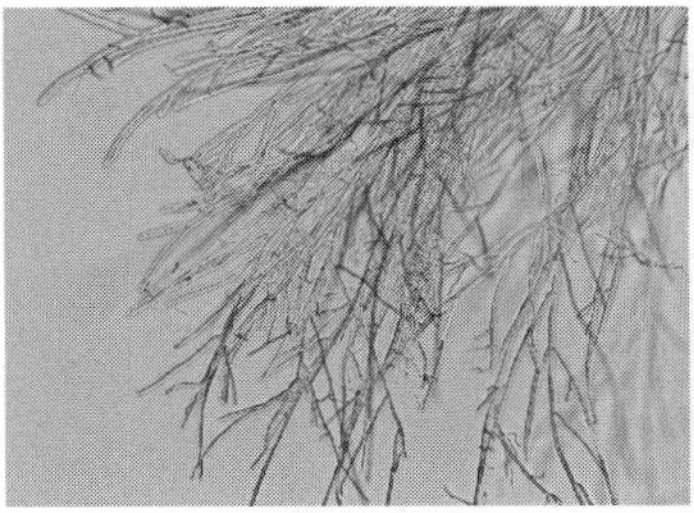

菌糸体

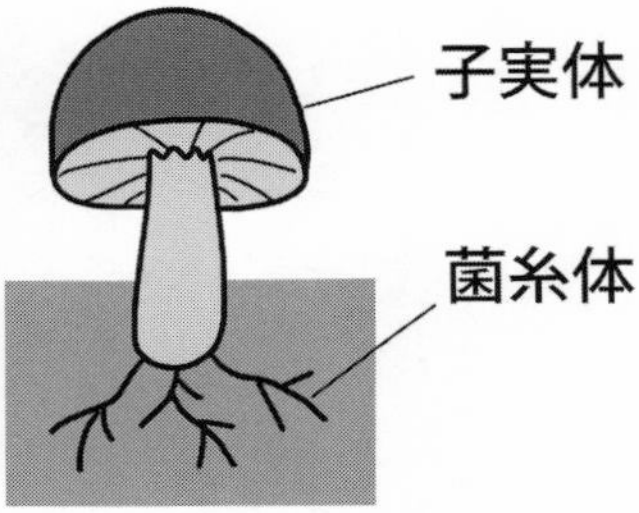

キノコの部位

厚生労働省の「都道府県別生命表（二〇一五年）」によれば、長野県の平均寿命は、女性が八七・六七歳で全国一位、男性は八一・七五歳で二位につけ、日本一の長寿県となっています。もちろん、ガンの死亡率が低いことでも知られています。

一方、二〇一六年に行われた「国民健康・栄養調査」では、長野県の食塩摂取量は、女性一〇・一グラム／日で全国一位、男性は一一・八グラム／日で全国三位となっています。寿命短縮リスクにつながると言われている食塩の摂取量は決して少なくないのです。

しかし、同県の野菜摂取量を見ると、女性三三五グラム、男性三五二ブラムで、ともに全国一位と、野菜をたくさん摂取している県だと言えます。野菜にはカリウムが豊富に含まれており、そのカリウムが食塩（ナトリウム）の排泄を促すわけですが、野菜を摂取するだけで長野県の長寿を支えているとは思えません。

ここで、興味深い調査データを紹介しましょう。

総合マーケティング支援を行っている「ネオマーケティング社」は、「食生活」に着目して全国の男女三二〇〇名を調査したところ、「七〇・一パーセントの長野県民が子どものころから『菌類』（キノコや発酵食品）食べている」ことが判明しました。ちなみに全体では、県民の半数強が『菌類』を毎日食べていると言います。要するに、全国平均を大きく上回る

「菌類」の継続的な摂取が長寿に関係しているのではないか、という調査結果です。

調査内容の一部を紹介すると、肉類・魚類・穀物類・菌類の摂取頻度を尋ねたところ、肉類・魚類・穀物類については四六都道府県とほとんど差がなかったのですが、「菌類」については明確な差が出ました。

菌類のなかでも、とりわけ「キノコ類」に関しては、「一日に一回以上食べる」は、全体が一二・八パーセントに対して、長野県は二〇・〇パーセントと圧倒的な多さとなっています。「二、三日に一回程度」は、全体が三八・〇パーセントに対して、長野は三九・三パーセントとなっており、摂取頻度が目立って多かったと報告されています。

菌類は古代から治療に用いられてきた

中国ではおよそ二三〇〇年前から「霊芝《れいし》」（サルノコシカケ科）や「冬虫夏草《とうちゅうかそう》」（キノコが昆虫などに寄生したもの）などのキノコを積極的に治療に用いており、その知識が日本にも伝えられて漢方薬として発展してきました。そのなかでも名高いのがマンネンタケ（万年茸）で、前述した「霊芝」と呼ばれているものです。

張仲景《ちょうちゅうけい》（医聖と称される）や華佗《かだ》（外科の名手）などといった後漢時代（二五年〜二二〇

年）に活躍した名医が古代の知識を記録したと言われている『神農本草経《しんのうほんぞうきょう》』のなかに、マンネンタケの仲間が六種類（青芝、赤芝、黄芝、白芝、黒芝、紫芝）も並んでいます。いずれも五臓六腑と五官の働きをよくし、精神状態を安定させるほか、常用していると身体が軽くなり、年をとることなく「神仙」になれるなどと紹介されています。

一方、ヨーロッパでも、古代ローマ時代に生きた医師で植物学者のディオスコリデス（四〇？～九〇）がキノコの薬用効果を説くなど、古くから関心が寄せられてきました。現在では、科学的にその効果を解明するべく、世界の多くの研究機関において、抗がん作用、免疫増強作用、抗炎症作用、血糖降下作用などに関して研究が進められています。

日本では、世界に先駆け、カワラタケ（タマチョレイタケ科）から抗がん剤の「クレスチン」が開発され、一九七七年から発売を開始しています。また、シイタケからは「レンチナン」、スエヒロタケからは「ソニフィラン」という抗がん作用の医薬品を開発してきたという歴史があります。

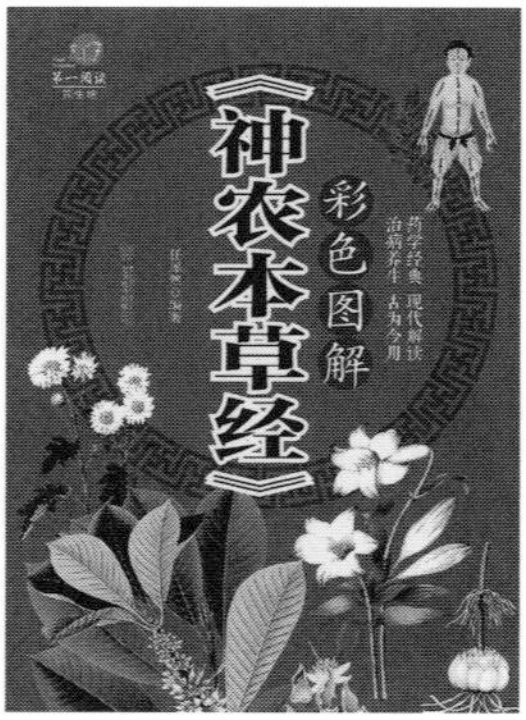

中国で発売されている『神農本草経』
（北京連合出版社、2016年）

キノコが人類を救う

世界的にキノコが注目を浴びている、という話題について紹介しましょう。アメリカの世界的菌学者ポール・スタメッツ（Paul Stamets）博士が、二〇〇八年にＴＥＤトークで講演された「キノコが世界を救う六つの方法」というスピーチの内容です。世界二九か国語に翻訳されており、インターネットで「ＴＥＤ」と「スタメッツ」で検索すれば現在でも視聴可能です。日本語訳もありますので、ぜひ聞いてみてください（ＱＲコード参照）。

その後、二〇一三年にスタメッツ博士はＮＨＫの『ＢＳ世界のドキュメンタリー』でも取り上げられ、「菌類のチカラが人類を救う」というテーマの番組が放映されました。この番組は何回か再放送されていますが、その再放送を観た私は衝撃を受けました。その記憶、今でも鮮明に残っています。現在、残念ながらＮＨＫの番組は視聴不可となっていますが、YouTubeでは視聴が可能です（ＱＲコード参照）。

参考までに、NHKの番組解説を引用しておきましょう。

ピザの定番トッピングとして見慣れたマッシュルーム、高級食材のトリュフなど、私たちになじみ深い菌類だが、秘められたその本当の力の多くはまだまだ解明されていない。

石油を大量に含む汚泥を分解することのできる菌糸体や、乾燥地帯で樹木の生育を助けるグロマス・アグリゲイツムという菌類など、私たちが直面している環境問題やエネルギー問題の解決に寄与する可能性があると言われているのだ。

また、モジホコリカビという粘菌が菌糸を伸ばして形成する栄養補給路のネットワークが人間社会の物流ネットワークの構築に応用できるなど、菌類の生態の観察が合理的な社会インフラを作るのに役立っている事例もある。

世界的な菌学者ポール・スタメッツをはじめ科学者たちが取り組む最先端の研究を通して、キノコやカビなどの菌類が持つ、知られざるチカラやその実用化の事例を紹介する。（NHK『BS世界のドキュメンタリー』番組説明より）

それでは、スタメッツ博士が言う、危機に瀕した地球を救う六つのキノコの菌糸体をベースにした解決法について、主なポイントを紹介していきましょう。以下の記述は、スタメッツ博士がTEDトークにおいて話していた内容を項目ごとに分けて、私が要約したものです。

キノコが汚染土を再生する

菌類は地球上に現れた最初の陸上生物です。植物より数億年も早いのです。そして、ヒトはどの生物界よりもキノコとの関係が密接です。キノコの成長はとても早く、強力な抗生物質を出します。さらに、キノコは盛《さか》りが過ぎ、胞子を出したあとは腐敗しますが、腐敗中のキノコに発生する微生物が、健康な森を育成するには不可欠なのです。つまり、その微生物が樹木を育むということです。

スタメッツ博士らは次のような実験を行っています。石油の廃棄物に浸した四つの山をつくりました。その四つとは、「対照実験用」、「酵素で処理したもの」、「バクテリアで処理したもの」、「キノコの菌糸体を植えた山」です。

六週間後に防水シートを取ってみると、対照実験用、酵素処理、バクテリア処理した三つの山は腐って黒ずみ、異臭を放っていましたが、キノコの菌糸体の山に行くと大量のヒラタケに覆われており、明るい色を発していたのです。これは、菌糸体がペルオキシダーゼという酵素をつくって、炭化水素を主成分とする石油の炭素と水素結合を破壊し、菌性の糖（炭水化物）へ変化させたという結果です。

さらに、キノコが放出した胞子に昆虫が集まり、その昆虫が卵を産んで幼虫になり、鳥が来て種を落とし、そこに「命のオアシス」ができあがったのです。山全体が緑色の生命にあふれていました。菌糸体の種が起因して「自然界」の扉を開け、ほかの生物群を招き入れたわけです。ちなみに、ほかの三つの山は、悪臭を放つ「黒い死の山」のままでした。

そこでスタメッツ博士は、麻袋でつくる土囊《どのう》を考案しました。嵐で倒れた木や落ちた枝と菌糸体を詰めたものです。その麻袋を大腸菌や廃棄物を出す農場や化学的な毒素を排出している工場の下流に置くと、生態系が回復したのです。博士らはワシントン州メイソン郡に実験場を造って、大腸菌の劇的な減少を確認しています。四八時間から七二時間かけて、三種類のキノコが大腸菌の量を一万分の一にまで減少させたのです。

土囊づくりは、狭いスペースにおいて、嵐で倒れた幹や落ちた枝を再利用して行います。嵐は毎年どこか起こりますので、原材料は常に確保できます。それらを利用すれば、汚染された環境でも生態系が回復するのです。

天然痘とインフルエンザのウイルスに有効

アメリカの国防総省が行った「バイオシールド計画」に参加したときの研究についても紹介しましょう。バイオシールド計画は、二〇〇一年九月一一日の同時多発テロ、およびそれに続く炭素菌郵送テロ事件を契機に「バイオテロ対策」として立法化されています。(1)

スタメッツ博士らは三〇〇点以上のキノコを煮沸《しゃふつ》して、菌糸体の細胞外代謝物を抽出して計画事業に提出しました。そして、その実験結果を受け取ったところ、天然痘ウイルスに対して非常に抵抗性の高い三つの系統をもったアガリクスが見つかったのです。

天然痘のエキスパートであるカーン博士（国防総省）は、「スタメッツ博士らの提出したキノコ種で非常に強い活性（活発に反応する）が見られました」と言っています。「スタメッツ」と「天然痘」で検索すれば、国防総省が「検証済」と報道発表した内容が読めるとスタメッツ博士は言っています。

次はインフルエンザです。インフルエンザウイルスに対して活性のあるアガリクスを三種類発見しています。「H1N1型」と「H3N2型」のA型ウイルスで実験し、混合物を「H5N1

(1)「感染症学雑誌」第83巻、第1号、二〇〇九年、参照。

型」で試してみると非常に強い活性が見られました。

H5N1型は強毒性で、人間に感染すると致死率が六割に達すると言われており、パンデミックを引き起こせば、社会的にも、経済的にも計り知れない打撃を受けます。それに対して非常に強い活性が見られたということは、将来起こりうるかもしれないH5N1型インフルエンザに対する非常に明るいニュースと言えます。

シロアリなどを撃退する

続いてスタメッツ博士は、虫を殺す菌糸体に興味をもちました。ご存じのように、「大工アリ」は家屋を破壊します。アメリカ環境保護庁のサイトを見ると、シロアリや大工アリを殺すメタリジウム菌類の研究を進めていることが分かります。また、業界では一億ドル以上の予算を組んで、シロアリ予防の毒餌をつくろうとしています。

博士は、菌糸体に手を加え、胞子をつくらないようしたキノコを皿に入れ、毎日、大工アリの集団が家を食い散らかしているところに置いてみました。胞子がなかったため、大工アリは菌糸体に惹かれ、それを女王アリのところに運んだのです。

一週間後におが屑はなくなりました。そして、菌糸体を食べた大工アリはミイラ化し、その頭からキノコが飛び出していました。

胞子が形成されたあと、その胞子がアリを追い払ったのです。つまり、半永久的なシロアリ撃退法を獲得したわけです。そして、大工アリ、シロアリ、カミアリ撃退法に関する最初の特許を獲得しています。

二つ目の特許はグラハム・ベル（Alexander Graham Bell, 1847〜1922）級の発明と言えるもので、二〇万種以上の虫に有効なものです。この技術は、「これまで見たなかでもっとも破壊的な技術だ」と殺虫剤産業の幹部たちが言っています。

「私の推測では、昆虫病原菌は胞子を形成する前には昆虫を惹き付けますが、胞子ができてしまうと昆虫は追い払われる」

このように話すスタメッツ博士は、「全世界の殺虫剤メーカーが変わる」とも述べていましたが、残念ながら、その詳細については触れていませんでした。

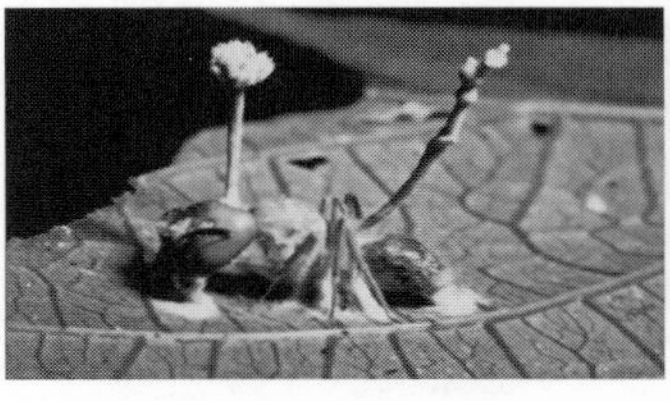

アリの頭から飛び出したキノコ

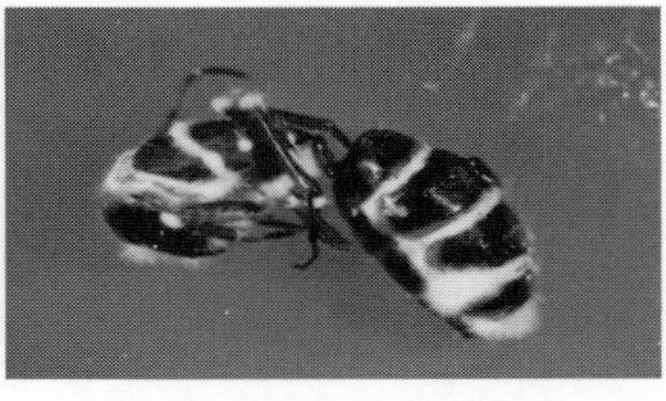

菌糸体を食べて死んだアリ

（出典：https://www.youtube.com/watch?v=XI5frPV58tY&t=990s）

コーン、豆、カボチャ、タマネギなど、何でも育つ

次は「何でも育つLife《ライフ》 Box《ボックス》」です。世界中の運搬システムと段ボール箱の使用法を改革し、それらを「環境に配慮した形にする」というものです。胞子、菌根、内生菌を手に入れて土と水をやり、Boxの中に種をまくというものです。

要するに、段ボール箱と水さえあれば、コーン、豆、カボチャ、タマネギなど何でも育つということです。これは難民キャンプ用として開発されたものですが、植物の種が菌糸体から栄養素を受け取るということを意味します。

セルロースからエタノールがつくれる

エネルギー危機にどのように対処するのか？　そこで思いついたのが「エコノール」というものです。実は、菌糸体はセルロースを糖に変えるのです。博士は次のように言っています。

「菌糸体を使ってセルロースからエタノールをつくれば効果が得られます。しかし、セルロースからエタノールをつくることは環境的には賢い戦略ではありません。もっと環境的によい戦略で燃料をつくらなければいけません。そのためにも、地上に炭素をためて土壌を再生

させましょう。人間は、さまざまな生物と共存せねばなりません。私は、キノコの菌糸体を研究することが世界を救うことにつながると考えています」

以上が、ポール・スタメッツ博士がTEDトークにおいて講演された主な内容です。いかがですか、キノコの凄さについて少しはお分かりいただけたでしょうか。スタメッツ博士の「キノコが人類を救う」の講演を聴いて私なりに考えると、以下に挙げる二つだけでも人類に大きく貢献すると思います。少し説明をしていきます。

キノコがSDGsに貢献、鳥インフルエンザにも有効⁉

現在、SDGs（Sustainable Development Goals・持続可能な開発目標）が盛んに叫ばれています。「持続可能な」というのは、今だけでなく、将来にわたって地球環境を損なうことなく維持していくこと、という意味です。SDGsは、次世代のための環境や資源を壊さず、今の生活をより良い状態にするための目標となります。

そのためにも、前述したように、キノコの菌糸体を使ってすでに汚染された環境を再生させる必要があります。これだけでも人類を救うことに貢献できるのです。

また、インフルエンザウイルスに対して活性のあるアガリクスを三種発見し、混合物が強毒型のH5N1型に非常に強い活性が見られたという報告は非常に注目すべき内容となります。

二〇〇九年、新型インフルエンザ「H1N1型」が瞬く間に世界中に広がり、新型コロナウイルスと同じくパンデミックを引き起こしました。この状態に、鳥が関与する強毒な鳥インフルエンザ（H5N1型）が流行したら、とてつもなく深刻な事態になると専門家は警告を発しています。

現在、ニワトリにおいて鳥インフルエンザが発生すると、何万羽、何十万羽というニワトリがすべて殺処分されています。言うまでもなく、強毒型の「H5N1型」が人間にまで及ばないようにと考えての処置です。しかし、その脅威が刻一刻と近づいてきているように感じられます。この「H5N1型」に対しても、スタメッツ博士の研究で非常に強い活性が見られたという報告は、これまた将来、人類を救うことにつながると期待されます。

ところで、このスタメッツ博士らによるインフルエンザの研究は、偶然にも「神のキノコ」で行われていました。それについては、第7章で詳しく紹介していきます。

薬用キノコで「健康大国」を目指す中国

他国のキノコに対する現況についても話しておきましょう。

中国では、国を挙げて薬用キノコの免疫力に注目しており、二〇三〇年までに「健康大国中国」をつくろうというスローガンのもと、現在、研究に邁進しています。私がこの事実を知ったのは、二〇一九年九月に開催された「第一〇回国際薬用キノコ学会」に参加したときです。

この学会は、上海市にほど近い南通市《なんつうし》で、四日間にわたって開催されました。中国をはじめとするアジア諸国、北米・南米諸国、ヨーロッパ諸国の合計四三か国、一〇〇〇人以上が集まって活発な情報交換が行われました。日本からの参加は九州大学、東京薬科大学、そして私たちの三チームだけで、許可された口頭発表も三件のみでした。

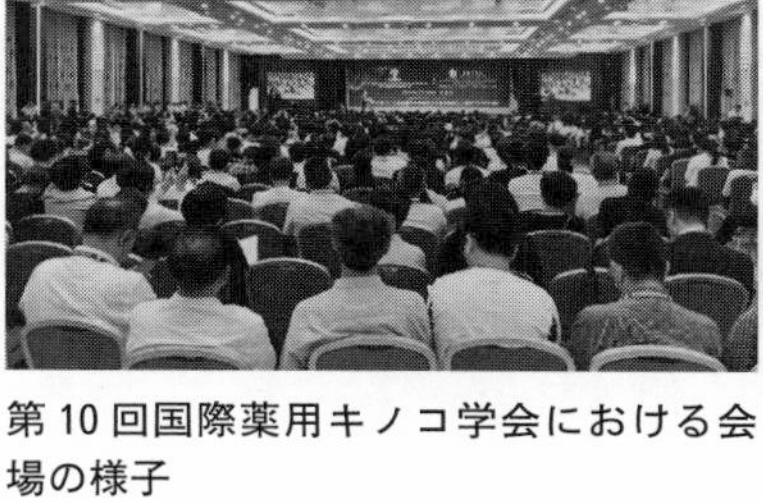

第10回国際薬用キノコ学会における会場の様子

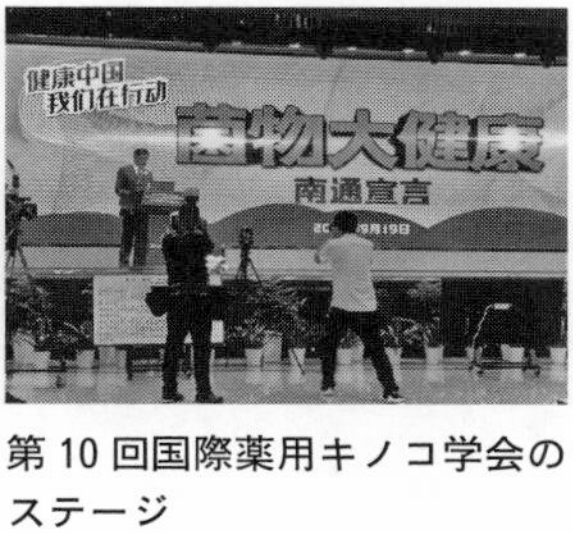

第10回国際薬用キノコ学会のステージ

世界で初めてキノコから医薬品を開発するなど、日本は世界におけるトップ集団を走っていたはずです。いったいどうなってしまったのでしょうか？　これについても第7章で触れることにします。

さて、中国ですが、「健康大国をつくる」という熱意を表すかのように、この学会における口頭発表は、「霊芝《れいし》」、「冬虫夏草」などを中心に九九件もありました。もちろん、中国以外の諸外国からも数多くの発表が行われています。

前述したように、地球上には一五〇万種の菌類がいると想定されているわけですが、そのうち約一〇万種の菌類が同定されたにすぎません。まだまだ未解明の部分が多いという状態です。この学会の様子を見るだけでも、アメリカや中国をはじめとする多くの国が、菌類が人類に及ぼす明るい未来や可能性に期待を寄せていることが分かります。

日本の農林水産省や厚生労働省は、このような有望分野について、いったいどのように考えているのでしょうか……。

第3章　「神のキノコ」の栽培方法と含まれる栄養素

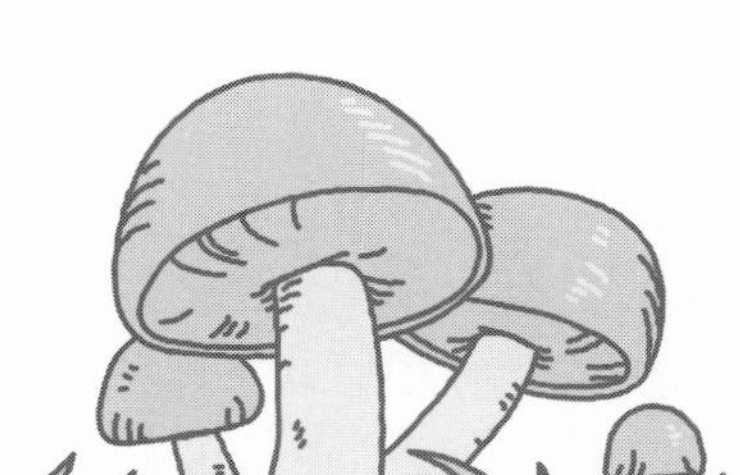

本章では、「神のキノコ」に含まれている主な栄養素について紹介していきます。栄養素を詳しく知れば、「ガンを短期間に消したメカニズム」について、栄養学の観点から知ることができるかもしれません。それほど、食材に含まれている栄養素は人間の身体に対して重要な働きをするということです。

「神のキノコ」の栽培方法とほかの方法との違い

繰り返しとなりますが、第1章で菌株を開発したジルベルト（七ページ参照）は、キノコの栽培方法について次のように言っていました。

❶日本をはじめとするたくさんの国から多くの会社が「神のキノコ」の発祥地であるブラジルまで来て、何年も露地栽培に挑戦したが、みんな失敗して帰っていった。今、残っているところは一社もない。

❷失敗したところは、光の入らない真っ暗な環境のもとでハウス栽培をやっている。それなら簡単に栽培できるが、それと「神のキノコ」はまったく別物で、世界で唯一のものだ。

そこで私は、日本に帰国後、ほかの栽培方法とはどういうものかと思って、改めて調査を行うことにしました。そこで知った栽培方法は以下の三つに分けられます。

・真っ暗な環境で栽培されるハウス栽培
・菌糸体を化学的にタンクの中で培養するタンク培養
・屋外、日光のもとで栽培される露地栽培

それぞれについて、簡単に説明していきます。

ハウス栽培

日本で「ハウス栽培」と言うと、多くの人がビニールハウスを思い浮かべるでしょうが、ビ

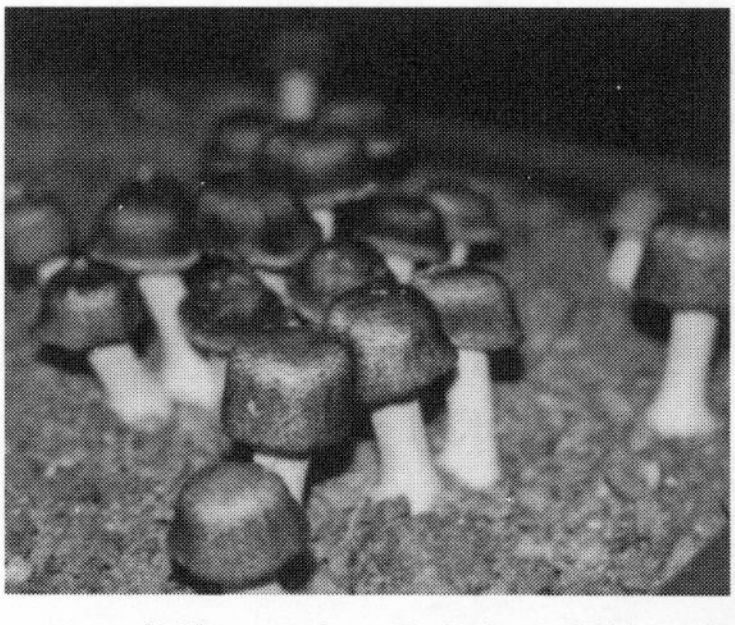

ハウス栽培。日光の入らない環境で育つキノコ

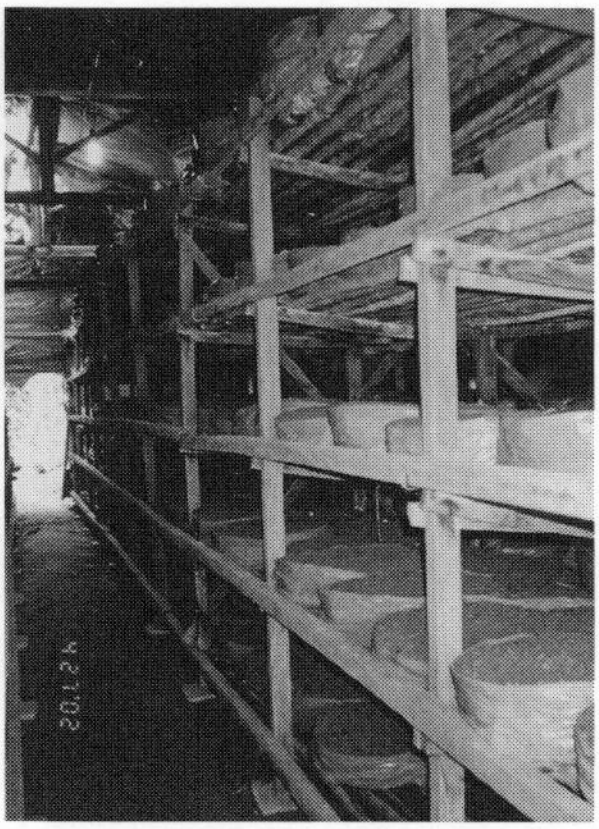

ハウス栽培。何段も棚を組み、日光の入らない環境で育てる

ニールハウスだと光が入ってしまいます。光が入る環境の栽培方法だと、アガリクスの生育は難しくなります。そこで、光を遮った真っ暗な環境下で、何段もの棚を組んで栽培されています。室温などの生育環境がコントロールできるので、安定した生産量が確保できます。

この方法は中国でも行われていますし、アメリカでは、日の入らない洞窟の中で行っているところもあります。光が入り込むと栽培が非常に難しいというのがこのキノコ、つまりアガリクスの特徴なのです。

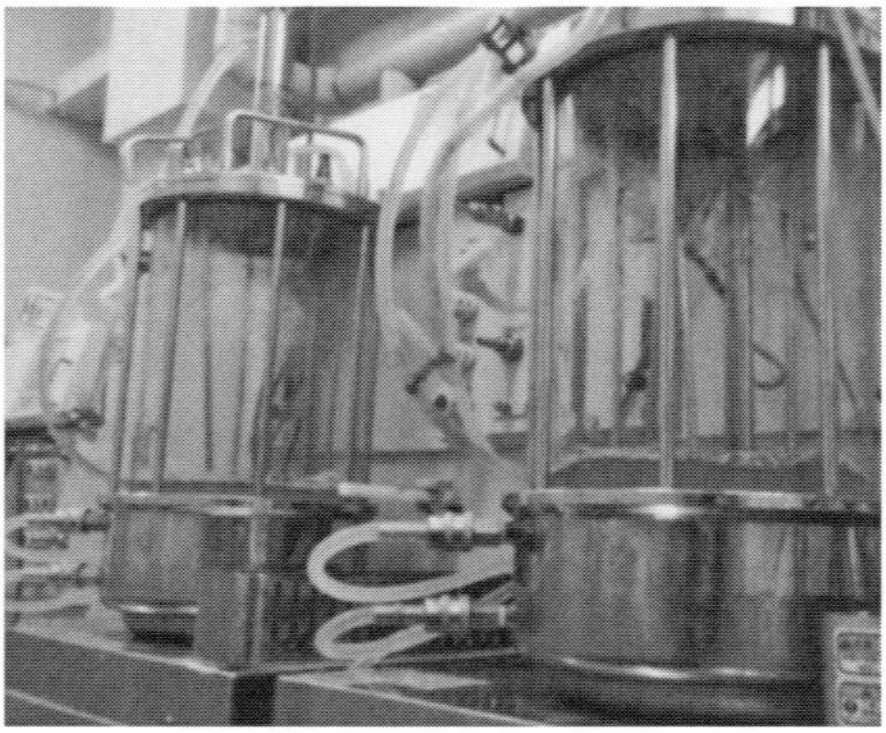

タンク培養

タンク培養

主に、日本で行われている方法です。タンクの中で化学的にキノコの菌糸体を培養する形で行われています。そのため、キノコの形はしていません。しかし、人間が食してきたのはキノコの形をした子実体《しじったい》であることを忘れてはいけません。

露地栽培

本書の冒頭で述べたように、「神のキノコ」は太陽光のもと、強化された特殊な菌株において露地栽培されています。太陽光に耐えられる菌株に強化するために、ジルベルトは「七～八年かかった」と言っていました。その大きさが、ハウス栽培ものに比べると何倍も大きいというのが特徴です。

次は、含まれている栄養素（成分）について説明していきましょう。

「別物と言えるほど大きく違うはず」と、ジルベルトは言っていました。加えて知ったことは、少し古い分類ですが、「神のキノコ」は三二種類ほどあるアガリクスのなかの一種類で、「アガリクスブラゼイ（Agaricus blazei）」に属するということです。これについては第5章で詳しく述べます。

また、「神のキノコ」は世界で唯一の露地栽培ということなので、分析を依頼する際には、産地と栽培方法を明確にするため

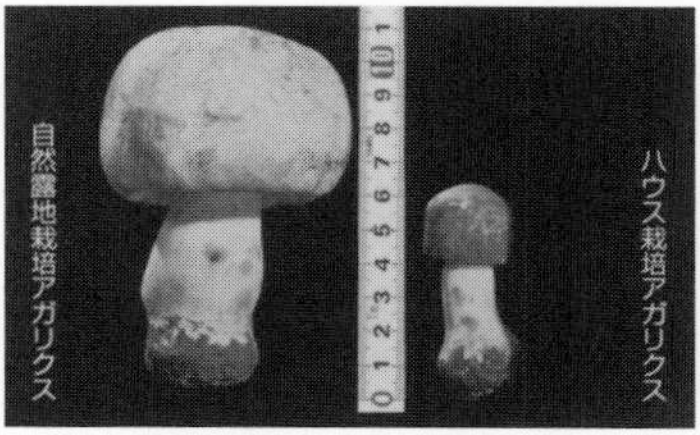

平均的大きさの比較。右はハウス栽培のもの

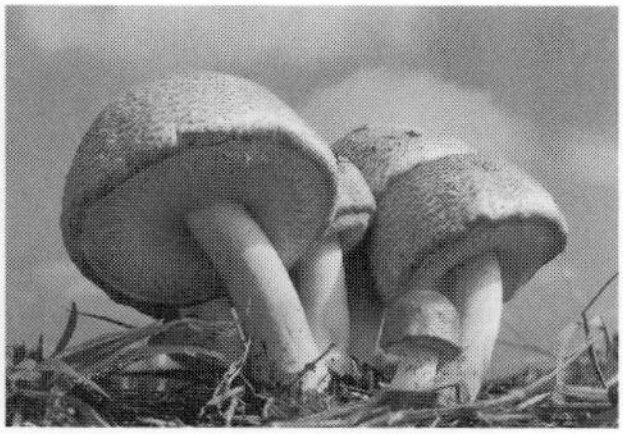

神のキノコ

「ブラジル露地栽培アガリクス」を用いることにしました。本文中においては、「神のキノコ」および分析名（通俗名）として「ブラジル露地栽培アガリクス」と記しているところがありますが、同一のものです。

「神のキノコ」は希少価値——地中の栄養素を吸い上げてしまう

「神のキノコ」は無農薬で栽培されています。一トン（一〇〇〇キログラム）の堆肥から収穫される量は、生のキノコは約一〇〇キログラム、製品の原料となる乾燥キノコ（原末《げんまつ》）は約八キログラムでしかありません。しかも、天候に左右されるため、時には収穫できない場合があるほど希少なものとなっています。

また、ハウス栽培では、棚を何段も組んで、生育環境のコントロールをしながら栽培していますが、露地栽培の場合はそうはいきません。そのため、生産コストは一般的なハウス栽培に比べて一〇倍以上になるという課題があります。

それでは、「神のキノコ（ブラジル露地栽培アガリクス）」に含まれている栄養成分（有効成分）について説明していきましょう。

最初に行ったのは、ビタミン、ミネラルをはじめとする栄養成分（有効成分）と、有害金属、残留農薬などの分析です。その結果は、多種多様な成分が数多く含まれているということでした。簡単に言えば、地中に含まれる成分は、良いも悪いも「すべて」と言えるぐらい吸い上げるキノコであるということです。地中が汚染されていれば、もちろんそれも吸い上げることになります。

ブラジルの農場において、二年目に同じ場所で栽培するとキノコが出てこない、出てきても大きく成長しないというのは、地中の成分が一年目に「すべて」と言えるほど吸い上げられてしまい、二年目では栄養分が足りないといったことが推察できます。朝鮮人参が地中の栄養素を吸い上げてしまい、連作できない状況と似ています。

ブラジルの農場には、検査結果として以下の二点を伝えています。

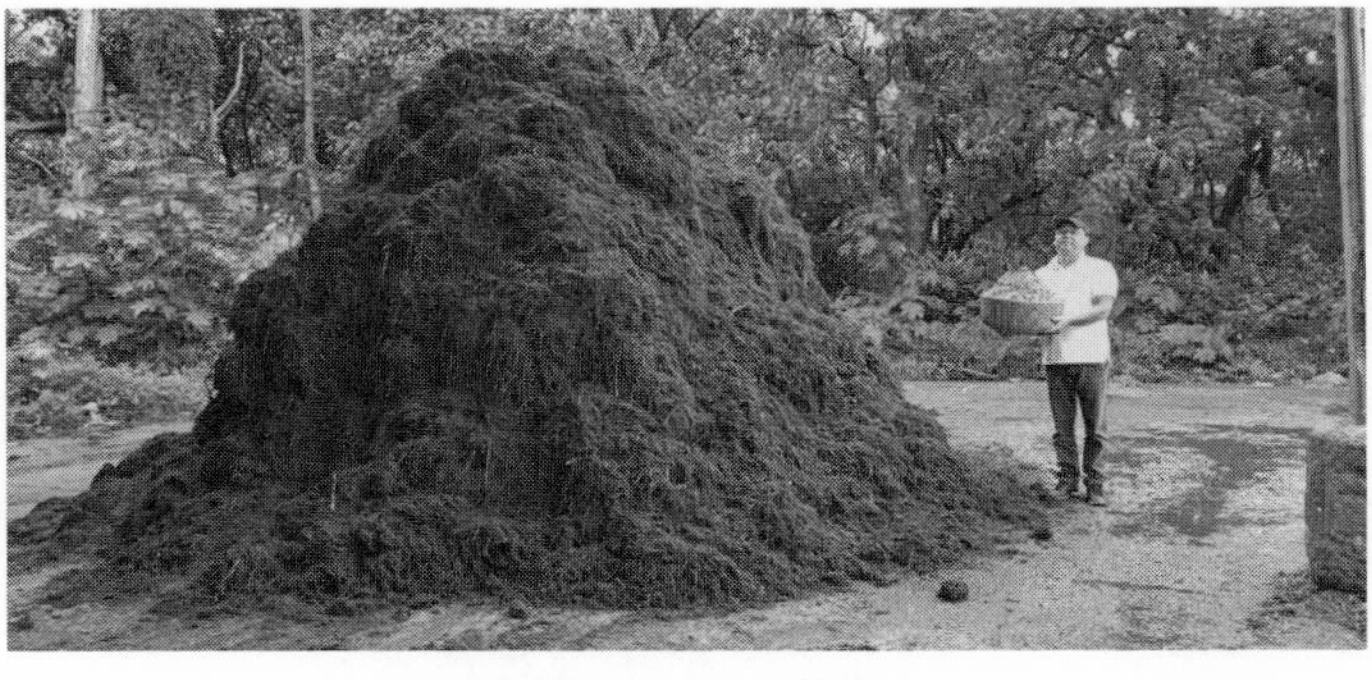

1トンの堆肥と8kgの乾燥キノコ

一つは、「今までキノコを栽培したことのない、まったく新しい土地で栽培したらよい」という提案です。そして二つ目は、「過去に農薬を使用し、汚染された土地は絶対に使ってはいけない」ということです。汚染された土壌だと、地中にある有害物質を「神のキノコ」が吸い上げてしまうからです。

このアドバイスの結果、それ以降の栽培においては、大きくて元気なアガリクスが安定して収穫できるようになっています。これ以後、常に未開の地を開墾して「神のキノコ（アガリクス）」が栽培されています。広大な面積を誇るブラジルだからこそ可能です。

「神のキノコ」が出てこないのは、神様に嫌われたわけではないということが判明しました。それにしても、大地のパワーをすべてというくらい吸収して成長するアガリクス、別の意味で「神のキノコ」らしさを感じてしまいます。

含まれる栄養素の重要性――家族のためにも栄養学を勉強

少し話が脱線しますが、キノコに含まれる栄養素の分析結果について触れる前に、食品の栄養素の機能や、それが私たちの身体に及ぼす影響、そしてその重要性について説明します。

栄養に関する基本をふまえていただければ、分析結果に対する理解が深まると思うからです。食品に含まれている栄養は、私たちが健康を維持するうえにおいて大切なものです。食品には、人体に対する作用や働きにおいて三つの機能があります。

一次機能――カロリー、タンパク質、脂質、炭水化物、ビタミン、ミネラルなど、必要な栄養素を補給して生命を維持する機能です。

二次機能――嗜好・食感機能、色、味、香り、歯ごたえ、舌触りなど、食べたときに美味しさを感じさせる機能です。

三次機能――健康性機能・生体調節機能、生体防御、体調リズムの調節、老化制御、疾患の防止、疾病の回復調節など、生体を調節する機能です。

機能性表示食品制度がスタートしたため、最近は三次機能に注目が集まっています。読者のみなさんも食品や栄養素に関心をもっていただき、健康維持、健康回復のため、また自分自身や家族のために勉強され、知識を身につけられることをおすすめします。「神のキノコ」に含まれている栄養素を通じて、それぞれの作用や特徴をぜひ学んでください。本章によって得られた知識は、みなさんの食生活、健康維持・回復に必ず役立ちます！

このように私が言い切る理由を述べておきましょう。

日本の医療をリードしている医師や薬剤師は、本格的な栄養学のカリキュラムが大学に少ないこともあって、多くの人が栄養学を学んでいません。そのため、みなさんが健康相談をした場合、本来なら食育指導ですむところが、いきなり服薬指導に行きがちとなっています。いわゆる「薬漬け医療」です。

多くの日本人が、この事実に気付いていないように思います。栄養学を学び、食習慣を変えるだけで健康が回復するという例が多々あるのです。本書の出版社の編集者も、「一〇年以上前に食生活の改善を図ったところ、免疫抗体が増えたのか、ワクチンを打つことなく新型コロナにかかっていません」と言っていました。いずれにしろ、栄養に関する知識を増やし、悪い食習慣を改めることがとても重要となります。

このような実態を知るためにも、本章においてそのエッセンスをぜひ学んでください。

1に運動、2に食事、しっかり禁煙、最後に薬

まず、私自身に起こった事例を紹介しておきましょう。

血中コレステロールの検査値は238（基準値は150～219mg／dℓ）。これは、二〇〇四年一〇月

に私が行った人間ドックにおける数値です。ほかの検査項目は、基準値の範囲内で正常でした。つまり、血中コレステロール値のみが高かったのです。

そして、医師から告げられた言葉は、「あなたはコレステロール値が高いので、下げる薬を出しましょう」でした。それに対して私は、「いや、大丈夫です」と丁重にお断りしました。医師の表情は、驚きそのものでしたが……。

なぜ、私が医師の提案を断ったのか、その理由を説明しましょう。

確かに、薬でコレステロール値は低下するでしょうが、一旦飲み出すと、今度は薬を止めることが不安になって、「薬漬け」の生活が続くからです。二つ目は、飲み続ける薬によっては、「腸内に約六〇パーセントいる」と言われている免疫細胞に悪影響

1に運動、2に食事、しっかり禁煙

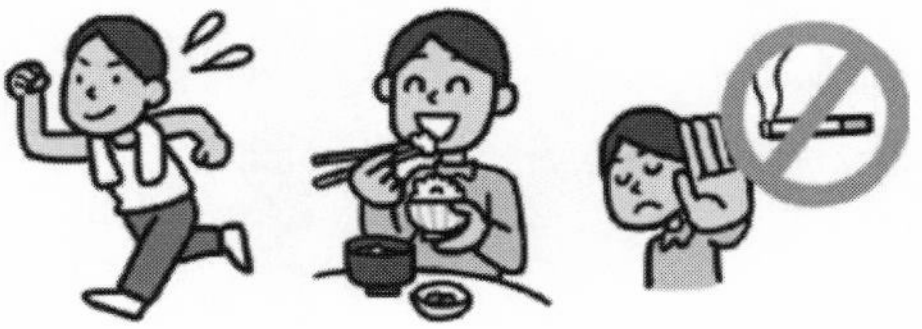

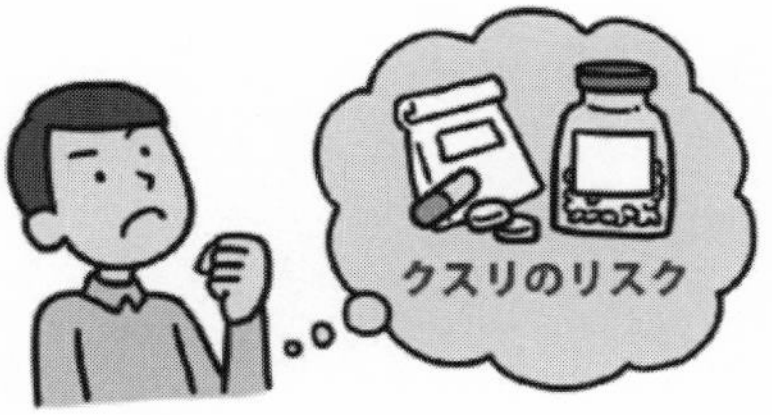

を与え、腸内環境が悪化し、免疫力が低下するという可能性が高いと考えたからです。

そこで私が行ったことは、コレステロール値が高かったのは食生活や生活習慣に問題があると考え、卵やレバーなどといった、コレステロール値を上げると考えられている食品を控え、適度な運動を継続的に行いました。

その結果は「良好」のひと言です。

二〇二二年現在七六歳になりますが、今日までの一八年間、医師から「血中コレステロール値が高い」と指摘されたことは一度もありません。あのとき安易に薬を飲んでいたら……と考えるとゾーッとします。

私は薬剤師ですから、薬の効用を否定するつもりはありません。「いざ」というときは、しっかり薬の世話になるつもりです。ただ、安易な薬の飲みすぎは、まちがいなく腸内環境を悪化させて、免疫力を低下させるということです。

薬が病気をつくる場合もある、ということを忘れないでください。健康寿命の延伸に必要なのは、厚生労働省の素晴らしい標語どおり、「**1に運動、2に食事、しっかり禁煙、最後にクスリ**」しかありません。

日本人は薬を飲みすぎている

次は、多くの人が体験している話です。

体調が悪くなって、病院に行ったとしましょう。病院では、大抵の人が検査をされます。そして、とくに異常がなくても、「原因はよく分かりませんでしたが、とりあえずお薬を出しておきましょう」と言われる場合が多いはずです。それに対して多くの人が、何の疑問をもたずに、処方された薬を受け取るために調剤薬局に向かいます。

もし、薬を出さない医師がいたら、「このヤブ医者！　薬も出してくれない！」などと言って怒る人がいるとも聞きます。

よくあるのが、血圧が少し高いだけで降圧剤を処方され、一生飲み続けるというケースです。血圧がちょっと高いだけなら、塩分を控えるなど食生活を見直すだけで改善できる場合が多いのに、安易に処方されたことで「薬漬け生活」がはじまってしまうのです。

前述したように、一旦薬を飲み出すとやめるのが不安になります。素人なりに栄養学を勉強し、食を見直し、さらに運動などといった日常生活を見直すだけで健康回復につながる例がたくさんあるのです。とはいえ、病的な原因がもたらす異常値の場合は薬による対処が必要となります。それを見極めるために病院に行く、と考えてください。

「私たちの身体は、自分が食べたもの、飲んだもの以外のものからは何一つつくられません。これは学問的に真実です」

栄養の話に戻りましょう。

見出しの言葉は、ビタミンのパントテン酸を発見し、「葉酸」の名付けの親として知られているロジャー・ウィリアムス博士（Roger. J. Williams, 1893〜1988）が言ったものです。博士は、世界最大の科学組織「アメリカ化学会」の会頭に選ばれるなど、栄養学・生化学の指導者として高く評価され、アメリカ栄養学会の「ミード・ジョンソン賞」を受賞しています。そして、『The Wonderful world Within You（あなたの中の素敵な世界）』という本で栄養学の大切さを訴えています。

一九七七年に刊行されたといういささか古い本ですが、そのなかで、実験に使った四匹のラット（雄）が紹介されています。四匹はまったく同じ年齢で、食べ物の質を変えたほかは、あらゆる面で同じように飼育されました。

生後一五週目の違いを示すイラストをご覧ください。身体の大きさが明らかに違います。スーパー（右端）が健康的に大きく発育したのに対して、一番小さなピィーウィー（左端）には、身体をつくるのに必要とされる栄養素が供給されなかったことが分かります。また、中間くらいの身体になった「ピューニィ」と「ノルム」は、栄養が中途半端だったようです。

博士は、「もし、スーパーとピィーウィーの食べ物が逆だったら、身体の大きさも逆になっていたでしょう」と言っています。

また、かわいそうなことですが、ピィーウィーとスーパーを解剖すると、身体の大きさだけでなく臓器のサイズにも違いが見られました。ピィーウィーの心臓と腎臓の重さは、スーパーの約四分の一だったのです。睾丸は約一五分の一、脳の重さは約二〇パーセントも少なかった、と記されています。

身体を形成する栄養素がいかに大切かを、見出しに挙げた言葉が端的に表しています。これが、私たちの身体における原理原則なのです。

ピィーウィーとピューニィとノルムとスーパーの15歳（15週）の誕生パーティーです。彼らは正確に同じ年齢で、同じように飼育されました。それぞれは、純粋な健康によい食物を食べられるだけ与えられました。唯一の違いは、供給された食物の栄養の質にあります。『The Wonderful world Within You』より。

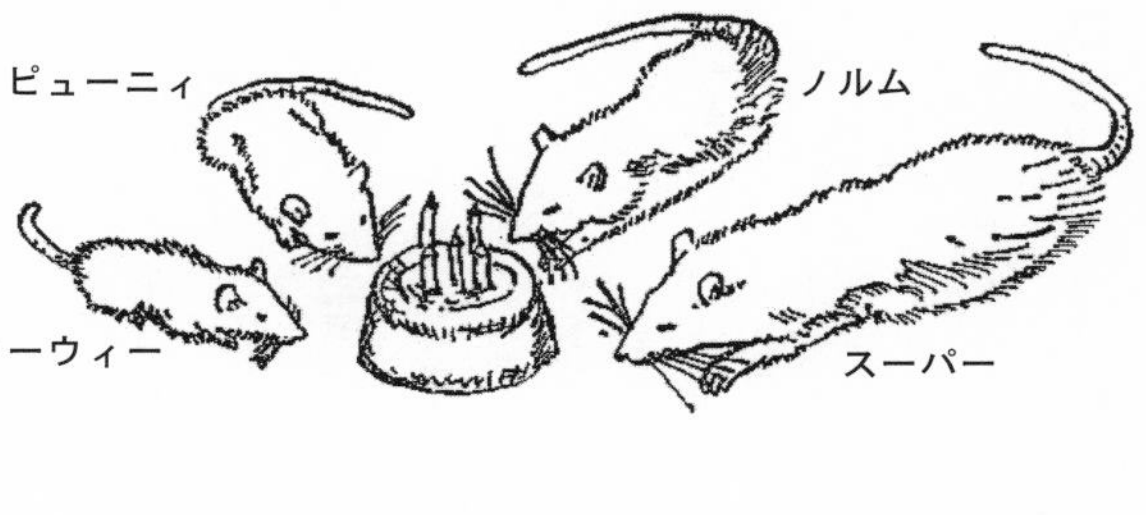

ノーベル賞を二回受賞したライナス・ポーリング博士の言葉

二度ノーベル賞（化学賞と平和賞）を受賞した天才科学者、ライナス・ポーリング博士(Linus Carl Pauling, 1901〜1994）の健康と栄養についての言葉も紹介しましょう。「ほとんどの病気は突き詰めれば、原因は栄養不足にある」、そして「**未来の薬とは理想的な栄養である**」と栄養の大切さを訴えています。

もう一つ、日本人の歴史において、栄養素が体格（身長）に大きく影響を与えてきた点について紹介しておきましょう。

図3−1に示したように、縄文時代から弥生時代に入ると身長が急激に伸びています。その理由として、国内に稲作が広まり、弥生時代（紀元前五世紀〜紀元後三世紀半ば）半ばには東北地方の北部まで稲作が広がったと言われています。これによって食糧事情が安定し、米を摂取することで身長が伸びたとされています。

ところが、その後、身長は下降線を辿ります。この原因は、仏教伝来（五三八年、五五二年という説があります）とともに普及した精進料理の影響ではないかと言われています。仏教と密接に結びついている精進料理では、肉や魚などが使われません。肉や魚を食べないということは、主にタンパク質が足りなくなります。ご存じのように、タンパク質は私たちの身体を育み、筋肉や臓器をつくる重要な栄養素です。

そして江戸時代末期、完全に鎖国を解いて開国して以来、再び身長が急激に伸びはじめます。ご想像どおり、明治、大正、昭和、平成と生活環境が劇的に変化するとともに経済発展を繰り返し、それによって食糧事情が大きく改善され、栄養バランスがよくなったからです。さらに、日常の生活様式も大きく変わり、畳に座るという生活から椅子に腰かけるという機会が多くなったことも関係しています。

とはいえ、残念なことに、最近二〇年を見ると身長はあまり伸びていません。女性の場合、最近では縮んでいる傾向もありま

図3-1　日本人の身長における変化

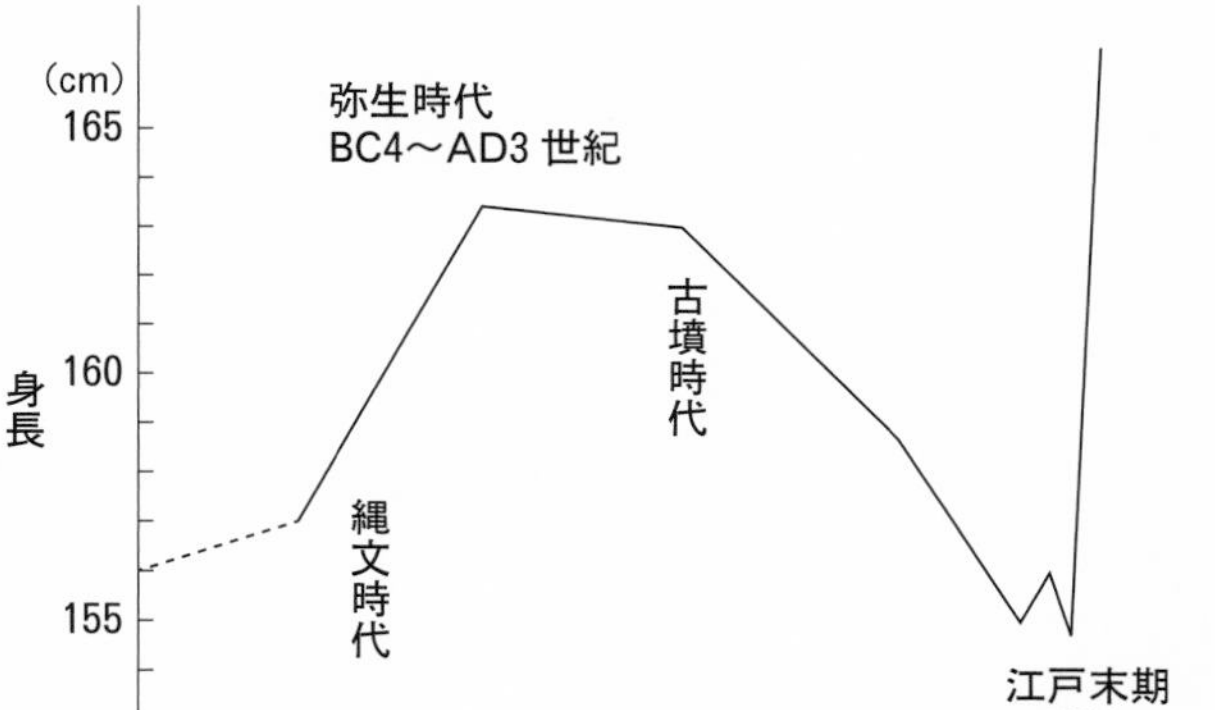

（出典）平本嘉助「骨からみた日本人の身長の移り変わり」〈考古学ジャーナル〉197 24–28、1981年より。

す。というのも、思春期における過度のダイエットが理由で栄養失調気味、つまり「痩せすぎ」になっているのです。

一方、男性の若年層においては糖尿病が増えています。食生活が、ジャンクフードなどの動物性高脂肪食や糖分たっぷりの清涼飲料に偏ってしまい、脂質、糖質の割合が増えているからです。そのうえ、運動する機会が減っています。男女ともにですが、現在の姿は決して望ましい状態とは言えません。

ここまでに示したように、**バランスよく、しっかりとさまざまな栄養素を摂取することが身体の形成、健康維持、健康増進のために重要である**という点について、ご理解いただけたでしょうか。

「神のキノコ」の栄養成分

それでは、「神のキノコ（ブラジル露地栽培アガリクス）」全体の栄養成分を見ていくことにしましょう。いったい、どのような栄養素が含まれているのでしょうか？　表3－1（五六～五七ページ）として示したものが「日本食品分析センター」での分析結果です。

表３－１にある「高い旨の表示」欄に記載のある栄養素は、食品表示法の栄養表示制度において強調表示ができる二一項目であり、基準含有値を超えるものは「豊富に含まれる」などの強調表示が可能となっています。また、「＊印」を付けた項目は、「神のキノコ」が「高い旨の表示」の基準値を超えており、強調表示が可能となっている一五項目で、多種類の栄養素が含まれていることを示しています。

三大栄養素と五大栄養素

「神のキノコ」の栄養分析リストから、含まれている栄養素と身体に及ぼす影響について見ていきましょう。

栄養素にはさまざまな種類があります。身体を車にたとえると、ガソリンに当たるのが肉類や魚類などに含まれる「タンパク質」、油類などに含まれている「脂質」、穀類などに含まれている「炭水化物」です。炭水化物はさらに、体内に吸収されてエネルギー源となる糖質と、消化吸収されず、エネルギーにならない食物繊維に分けられますが、いずれにしろ、タンパク質、脂質、炭水化物は、エネルギーをつくりだすための「三大栄養素」と呼ばれています。

		栄養素の働き	含有量	高い旨の表示
総クロム		糖・脂質の代謝やインスリンの働きを強化	0	
ビタミンA（総カロチン）		皮膚や粘膜を保護、免疫機能を維持	0	231.00 μg
ビタミンB群	ビタミンB1（サイアミン）	消化機能と神経の働きを助ける	0.94 mg　＊	0.36 mg
	ビタミンB2（リボフラビン）	発育促進、過酸化脂質の害を予防	3.20 mg　＊	0.42 mg
	ビタミンB6	タンパク質をつくるビタミン	0.75 mg　＊	0.39 mg
	ビタミンB12	葉酸と働きあって赤血球を作り出す	0.18 μg	0.72 μg
	ナイアシン	皮膚と精神のビタミン、二日酔い予防、血行改善	43.2 mg　＊	3.90 mg
	パントテン酸	抗ストレス、副腎の働きを助ける	23.5 mg　＊	1.44 mg
	葉酸	赤血球や細胞の新生を促進、貧血予防	290 μg　＊	72.00 μg
	ビオチン	髪や皮膚の健康を保ち健康な肌を作る	169 μg　＊	15.00 μg
総ビタミンC（総アスコルビン酸）		活性酸素を低下、免疫機能強化	0	30.00 mg
ビタミンD		カルシウムの働きを助け、骨や歯をつくる	60.6 μg　＊	1.65 μg
ビタミンE（総トコフェロール）		活性酸素を低下、免疫機能強化	0	1.89 mg
ビタミンK1（フィロキノン）		出血時に血液を凝固、骨を強化	0	45.00 μg

（出典）日本食品分析センター調べ。

表 3–1　ブラジル露地栽培アガリクスの栄養成分分析（乾燥 100 g 中）

	栄養素の働き	含有量		高い旨の表示
エネルギー		179 kcal		
たんぱく質	生命の源をつくる	38.1 g	*	16.20 g
脂質	活力を養う	2.8 g		
糖質	燃料の働きをする	25.8 g		
食物繊維	整腸作用、便通促進、動脈硬化の予防	19.3 g	*	6.00 g
ナトリウム	血圧調整、他のミネラル溶解を促進	9.1 mg		
カルシウム	骨や歯を形成、神経の興奮を抑制	23.0 mg		204.00 mg
鉄	赤血球のヘモグロビンの主成分	11.2 mg	*	2.04 mg
カリウム	血圧や心筋収縮などの調節、高血圧予防	2810 mg	*	840.00 mg
リン	カルシウムと結合し、骨や歯の形成	1030 mg		
マグネシウム	酵素を活性化、循環器系の働きを助ける	97.9 mg	*	96.00 mg
亜鉛	発育促進、味覚、臭覚を正常化	24.4 mg	*	2.64 mg
銅	鉄の利用を助け貧血を予防	13.0 mg	*	0.27 mg
マンガン	糖質、脂質の代謝促進、骨形成の維持	0.72 mg		
ヨウ素	甲状腺ホルモンの正常化に関与	0		
セレン	過酸化脂質を分解する抗酸化酵素	42 μg		

この三つに、ビタミンとミネラルが加わった五つを「五大栄養素」と呼んでいます。ビタミンとミネラルはエネルギー源にはなりませんが、代謝や免疫、抗酸化などといった働きをします。必要とする量が非常に少ないため、「微量栄養素」とも呼ばれています。

タンパク質が多量

三大栄養素のうち、効率のよいエネルギー源で細胞膜の材料になる脂質やエネルギー源となる糖質を見ると、「神のキノコ（ブラジル露地栽培アガリクス）」はタンパク質を豊富に含んでいることが特徴となります。

タンパク質＝プロテインの語源はギリシャ語の「proteios」で、「一番大切なもの」という意味です。言葉どおり、私たちの身体の筋肉や臓器をつくる主成分であるほか、酵素、ホルモン、免疫細胞の原料ともなる重要な栄養素です。もし、糖質（グリコーゲン）が不足したとき、一グラム当たり四キロカロリーのエネルギーを供給するエネルギー源となっています。

ちなみに、私たちの身体の約六割は水で構成（新生児は約八割）されているわけですが、水を除いた残りの約五割がタンパク質であることはあまり知られていません。残りの五割は、

います。

脂質、骨や歯などの硬組織《こうそしき》、そして微量元素です。

さらに説明すると、タンパク質はアミノ酸が多数結合した高分子化合物です。タンパク質は体内で常に分解と合成を繰り返し、生命を維持するために以下のような重要な働きをしています。

❶筋肉や臓器のほか、皮膚、爪、髪まで生体すべてをつくっています。

❷タンパク質でつくられる酵素は代謝に欠かせません。

❸消化管（口腔、食道、胃、小腸［十二指腸・空腸・回腸］、大腸［盲腸、結腸、直腸］、肛門）や脳神経で機能を調節するペプチドホルモンをつくります。

❹身体を感染から守る免疫グロブリンをつくります。血液凝固にかかわるトロンビンやフィブリノーゲンもつくります。

❺すべてのタンパク質は、DNA（deoxyribonucleic acid、デオキシリボ核酸）からRNA（リボ核酸）を経て合成され、遺伝子現象を発現します。

❻血液やリンパ液などの浸透圧を調節しています。

❼血液を弱アルカリ性に保ちます。

❽エネルギー源としても利用されます。

このように、タンパク質は生命の源をつくる働きをしているわけです。「神のキノコ（ブラジル露地栽培アガリクス）」に含まれるタンパク質は、強調表示可能な数値一六・二グラムに対して、約二・四倍となる「三八・一グラム／乾燥一〇〇グラム中」を含んでいます。

アミノ酸とGABA（γ–アミノ酪酸）の含有量も高い

タンパク質は消化器官で消化・分解され、アミノ酸やペプチド（アミノ酸が数個結合したもの）となり、肝臓に送られたのち血流に乗って全身に運ばれていきます。「神のキノコ（ブラジル露地栽培アガリクス）」に含まれているタンパク質中

図3–2　アミノ酸含有量（乾燥100グラム中）

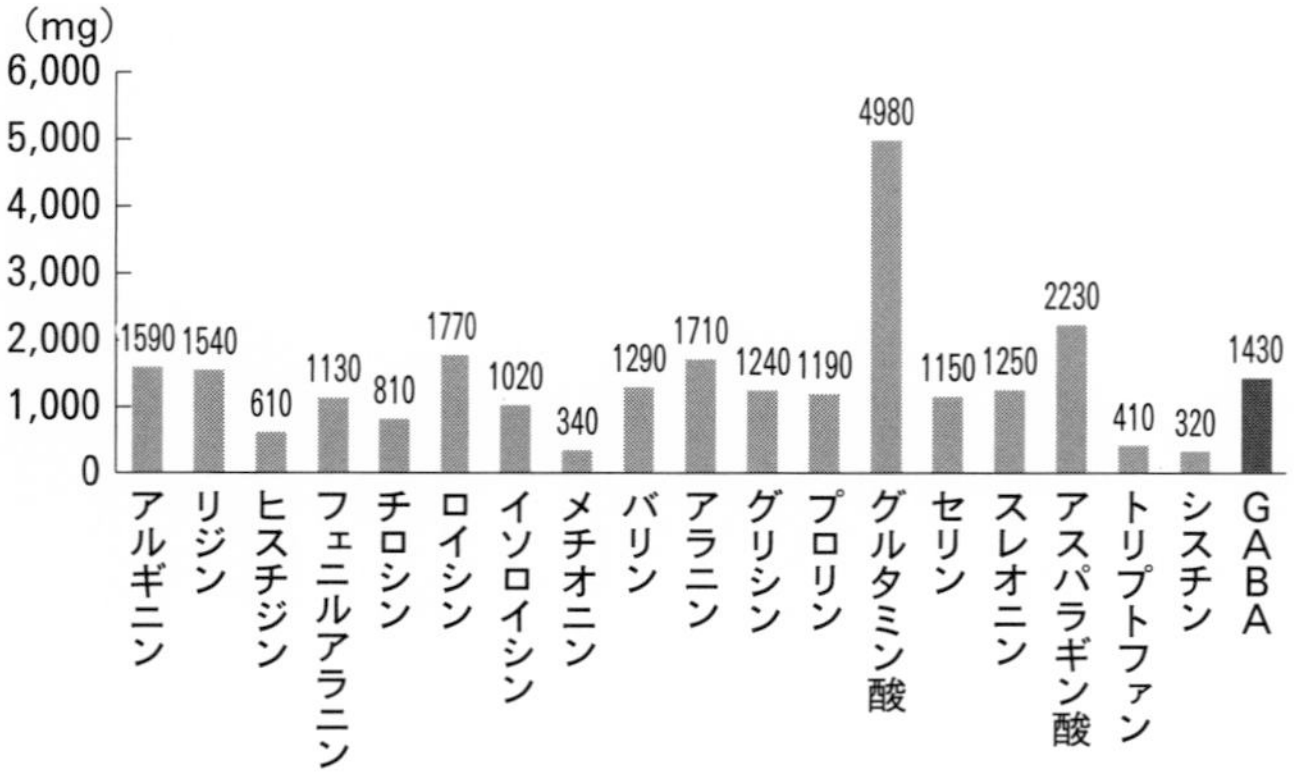

（出典）日本食品分析センター調べ。

のアミノ酸は、**図3–2**に示したように、体内でつくりだせない九種類の必須アミノ酸（リジン、ヒスチジン、フェニルアラニン、ロイシン、イソロイシン、メチオニン、バリン、スレオニン、トリプトファン）をすべて含んでいます。必須アミノ酸は、それぞれに身体をつくる働きがありますので、一つでも不足してしまうと健康な身体は維持できません。

さらに特筆すべきなのは、γ–アミノ酪酸（GABA《ギャバ》）を含んでいることです。GABAについて少し詳しく述べましょう。

GABAは、私たちの体内にも存在する天然のアミノ酸の一種で、正式には「γ–アミノ酪酸（Gamma Amino Butyric Acid)」と言います。一般的には、英語表記の頭文字を取った

図3–3　100グラム当たりのGABAの含有量

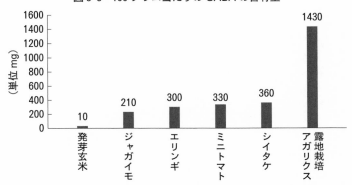

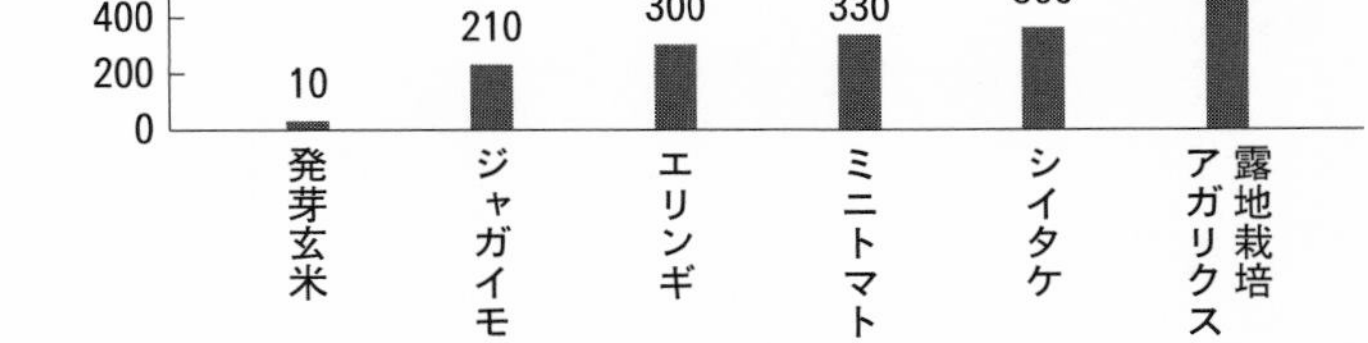

（出典）ブラジル露地栽培アガリクスは日本食品分析センター調べ。野菜・エリンギ・シイタケは近畿大学、発芽玄米は中央農研・北陸地域基盤研究部・稲育種研究室より。

「GABA《ギャバ》」という名称で知られています。

GABAは私たちの体内において神経伝達物質として働き、ストレスを和らげるほか、脳の興奮を鎮める効果があるとされている成分です。身体をリラックスさせる働きがあるため、安眠や血圧低下にも役立つことが確認されています。

睡眠中にGABAは体内で合成されますが、睡眠時間が短かったり、睡眠サイクルの乱れやストレスから熟睡できなかったりすると合成量が少なくなり、不足しがちとなります。

しかし、GABAは体内で増やすことができるのです。それは、ビタミンB6を含む食品を食べることです。ビタミンB6は、体内においてGABAの合成をサポートします。GABAの合成量を体内で増やすためには、ビタミンB6を含む食品を意識して摂取するようにしてください。「神のキノコ（ブラジル露地栽培アガリクス）」には、そのビタミンB6も豊富に含まれています。参考になるかと思い、GABAの含有量をほかの食材と比較してみました。一目瞭然である、とお分かりでしょう（前ページの**図3-3**を参照）。

注目の5-ALAも含む

5-ALAとは、生物に広く存在する天然のアミノ酸で、生命の誕生や進化にかかわってきたと考えられることから「生命の根源物質」とも言われ、現在、大きな注目を浴びている成分です。正式には「5－アミノレブリン酸（5-Amino Levulinic Acid）」と言います。

5-ALAは、ミトコンドリアでのエネルギー（ATP）産生《さんせい》において重要な役割を担っています。健康や活力、そして美容面において、さまざまな有用性が期待されているのです。

この5-ALAが、「神のキノコ（ブラジル露地栽培アガリクス）」には三〇マイクログラム（μg・乾燥一〇〇グラム中）含まれています。ちなみに、同じ菌株を使用したハウス栽培の場合は二〇マイクログラム（乾燥一〇〇グラム中）となりますから、露地栽培のほうが一・五倍多いことになります。

本書の原稿執筆を行っていた二〇二三年四月、5-ALAに関する記事が何か出ていないかと調べていたところ、長崎大学のホームページで以下のような記述を見つけました。興味深い内容だったので引用しておきます。

5－アミノレブリン酸（5-ALA）による新型コロナウイルス感染症（COVID-19）オミクロン株に対する感染抑制を確認

この度、国立大学法人長崎大学とネオファーマジャパン株式会社（以下NP）は、新型コロナウイルス感染症（以下、「COVID–19」）の原因ウイルスであるSARS–CoV–2のオミクロン株を用いて、培養細胞における感染実験を行った結果、5－アミノレブリン酸（以下、「5–ALA」）に濃度依存的な感染抑制効果を確認しました。

本研究は、二〇二二年四月八日（日本時間）に国際学術誌「Tropical Medicine and Health」に受理されました。（長崎大学ホームページ・二〇二二年四月一三日付より）

脂質の含有量は少ない

脂質には、植物油のように室温で液体状になるものと、バターやラードのように個体になるものがあり、前者は「油」、後者は「脂：あぶら」と区別されています。これらを総称して「油脂《ゆし》」と呼ばれています。

脂質は、一グラム当たり九キロカロリーと効率のよいエネルギー源であると同時に、ホルモンの原料や細胞膜の成分ともなるほか、脂溶性ビタミン（A、D、E、K）の吸収をよくするなどといったさまざまな働きがあります。

主に動物性食品に多く含まれている飽和脂肪酸は、摂取しすぎると動脈硬化を促進して心筋梗塞や脳梗塞の原因となります。一方、植物油や、同じ動物性脂質でも青魚などに含まれる不飽和脂肪酸の場合は、コレステロールを低下させて動脈硬化を予防するといった作用があります。

「神のキノコ（ブラジル露地栽培アガリクス）」にはこの脂質が二・八グラム（乾燥一〇〇グラム中）含まれているというのも、特徴の一つとして挙げられます。

炭水化物は糖質と食物繊維に分かれる

炭水化物は、大きく分けると体内に吸収されてエネルギー源となる「糖質」と、消化吸収されずエネルギーにならない「食物繊維」に分けることができます。それぞれについて説明します。

まず糖質ですが、脳の神経細胞や筋肉を働かせるためのエネルギーとして利用されます。糖質はエネルギー源として重要な栄養素であり、一グラム当たり四キロカロリーのエネルギーを生み出し

図3-4　炭水化物

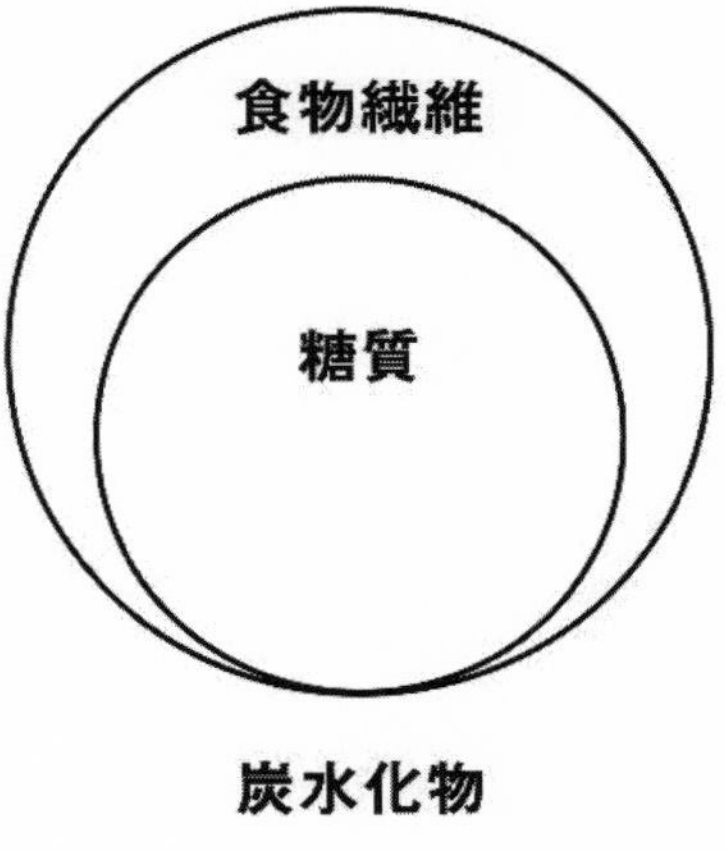

ます。また、体温を維持するためにも欠かせないものです。

ご存じのように、糖質にはさまざまな種類があります。食品から摂取する糖質は、そのほとんどが穀類やパン類、麺類、芋類に多く含まれている「でんぷん」です。そのほかにも、果物やハチミツに含まれる果糖、母乳や牛乳に含まれている乳糖、腸内のビフィズス菌を増やすという効果のあるオリゴ糖があります。

「神のキノコ（ブラジル露地栽培アガリクス）」には、この糖質が二五・八グラム（乾燥一〇〇グラム中）含まれていますが、前述した脂質と糖質は、強調表示可能な二一項目には入っていません。

近年、腸内環境を整える重要な成分として注目を浴びているのが食物繊維です。これについても見ていきましょう。

「神のキノコ（ブラジル露地栽培アガリクス）」には、一九・三グラム（乾燥一〇〇グラム中）も含まれています。強調表示が可能な数値六グラムに比べると、約三・二倍となるほど豊富な食物繊維を含んでいることになります。

食物繊維は、水に溶けにくい「不溶性食物繊維」と、水に溶けやすい「水溶性食物繊維」

に大別されます。不溶性食物繊維は、それ自体は固くて水に溶けにくいものの、水分を吸って膨らみ、腸壁を刺激して排便を促します。一方、水溶性食物繊維は、善玉の腸内細菌の餌となるため、便を柔らかくするとともに滑りをよくし、スムーズな排便を促します。

近年、日本人の食物繊維不足が指摘されています。食物繊維は体内に吸収されませんが、大腸内の細菌によって発酵・分解され、ビフィズス菌などといった腸内細菌の餌となるための善玉菌を増やすといった働きがあります。腸内環境の改善というメリットが多い食物繊維なのですが、日本人の食物繊維不足は**図３－５**のように非常に深刻な状態となっています。

「日本人の食事摂取基準」（厚生労働省、二〇二〇年版）によると、食物繊維の目標摂取量は、一八～六四歳では一日当たり男性二一グラム以上、女性一八グラ

図 3–5　日本人の平均食物繊維摂取量の変化

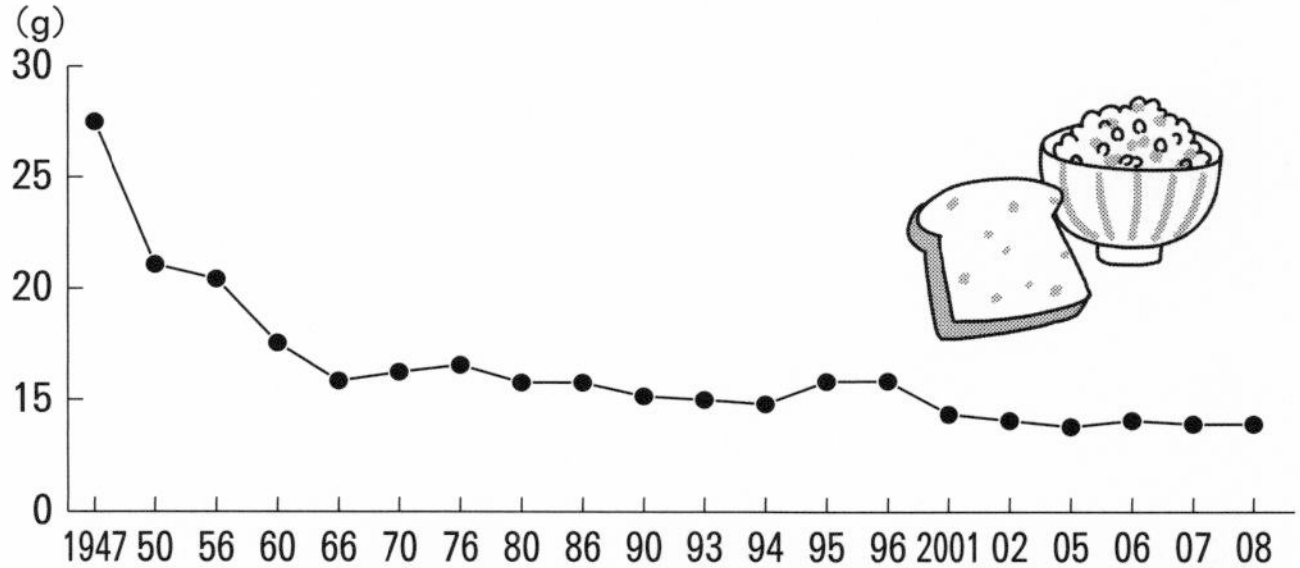

（出典）辻啓介ら「日本人の食物繊維摂取量と糖尿病発症の時系列分析」〈日本家政学会誌〉45（12）、1079、1994 年。

ム以上とされています。ところが、日本人の食物繊維の摂取量はどの年代でも不足していま す。とくに若い世代が深刻で、「国民健康・栄養調査」（厚生労働省、二〇一七年）によると、二〇代男性が一二・五グラム、女性が一一・五グラムと、目標とされている値の六割程度しか摂取できていません。

なぜ、こんなにも摂取量が減ってしまったのでしょうか。野菜の摂取不足ということもありますが、主食である炭水化物（糖質＋食物繊維）の摂取量が減っていることが主な原因と考えられます。食物繊維の一番の供給源は、何と言っても、お米とともにパンの原料となる小麦などの穀物です。

さらに、最近では「炭水化物ダイエット」などがブームとなり、主食を摂取しない人が多くなって、ますます食物繊維の摂取量が減る傾向にあります。食物繊維の摂取不足は、腸内環境のパワーバランスに直接ダメージを与えます。痩せたいからと言って主食を制限してしまうと、腸内に悪玉菌が増殖するため腸の状態がどんどん悪化するほか、免疫機能までが低下して、健康状態は悪化の一途を辿るでしょう。

また、食物繊維不足は、現在増えている「大腸ガン」の原因の一つとも言われています。このような状態は由々しき大問題です。食物繊維を含むお米やパンをしっかり摂りましょう。

同じお米でも、精米する前の「玄米」であればなおいいです。

　では、寿命との関係において、炭水化物をどのくらい摂るべきなのでしょうか？　図3-6をご覧ください。減らしすぎても、増やしすぎても死亡リスクを高めるようです。

　アメリカに居住している一万五四二八人の男女（四五～六四歳）を一九八七年から平均二五年間にわたって追跡調査したところ、総エネルギー摂取量に占める炭水化物の割合と総死亡率の間には、図3-6に示すようにU字型の関連があり、炭水化物の割合が五〇～五五パーセントのときに総死亡率がもっとも低くなりました。もし、どうしても糖質を控えたいというなら、砂糖をたっぷり使用しているケーキやスイーツ、コーラなどの清涼飲料を控えてください。

図3-6　総死亡率とエネルギー摂取量に占める炭水化物の割合

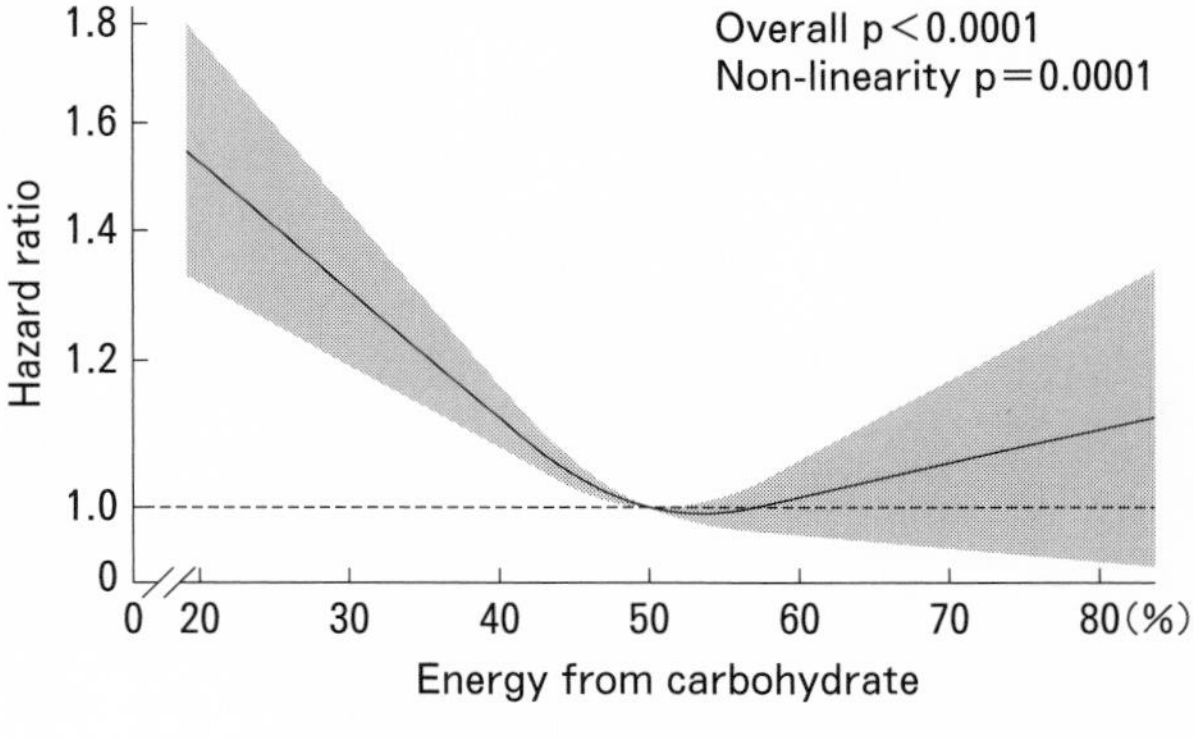

ミネラルも豊富

次は、ミネラルを見ていきましょう。ミネラル自体はエネルギー源になりませんが、身体の構成成分となりますので、やはり健康を維持するためには欠かせない栄養素です。必須ミネラルのうち、体内に比較的多く存在するカルシウム、リン、カリウム、ナトリウム、マグネシウムを「多量ミネラル」、残りの鉄、亜鉛、銅、マンガン、クロム、セレン、ヨウ素を「微量ミネラル」と呼んでいます。

ミネラルの過不足は、さまざまな症状となって現れます。たとえば、食べ物の味が分かりにくくなる「味覚障害」は亜鉛不足が原因ではないかと考えられています。逆に、摂りすぎによる弊害もあります。ナトリウム（食塩）の摂りすぎが続くと、ご存じのように高血圧を招いてしまいます。

「神のキノコ」には、強調表示が可能な重要ミネラルが六種類あります（五七ページ参照）が、**図3-7**に示すように、カルシウムは基準値の〇・一一倍ですが、鉄は基準値の五・四九倍、カリウムは三・三五倍、マグネシウムは一・〇二倍、亜鉛は九・二四倍、銅は四八・

一五倍と豊富に含まれています。

強調表示が可能な項目の栄養素には入っていませんが、マンガン、セレンも含まれています。鉄、マグネシウム、亜鉛、カリウム、銅、セレン、マンガンのミネラルと抗酸化酵素の関係について述べていきましょう。

抗酸化酵素とは、身体の老化やガンのきっかけをつくる活性酸素を消去してくれるものです。分かりやすく言えば、身体のなかを錆びつかせない（酸化を抑えること）酵素のことで、「SOD酵素（スーパーオキシドディスムターゼ）」、「グルタチオンペルオキシダーゼ」、「カタラーゼ」と呼ばれているものです。これらの抗酸化酵素を活性化するためには、亜鉛、セレンなどといったミネラルが必要なのです。

抗酸化酵素は、若いときは強い働きをするのですが、

図3-7　高い旨の基準に対して含まれる倍数

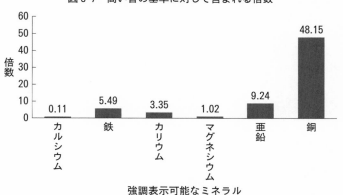

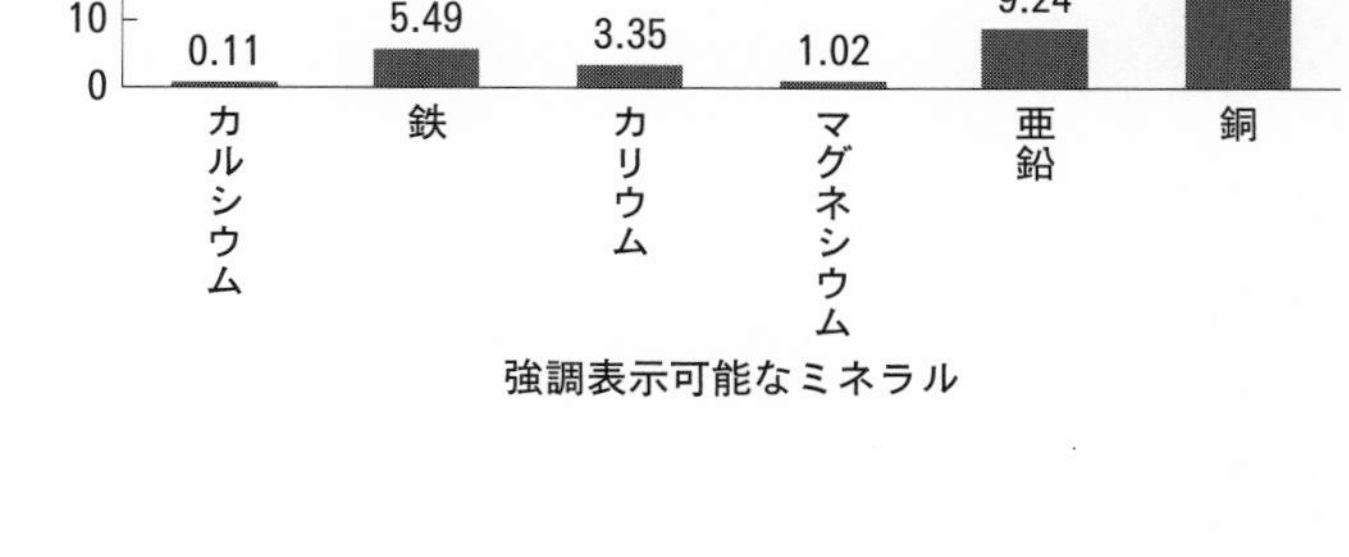

年齢とともに数が減り、働きも低下し、活性酸素の影響を受けやすくなります。では、それぞれのミネラルの働きについて以下で見ていきましょう。

鉄

鉄は、タンパク質と結合して赤血球のヘモグロビンになったり、筋肉中のミオグロビンになったりする成分です。どちらも酸素の運搬にかかわっています。

赤血球の寿命は約一二〇日で、毎日約四万〜五万個が脾臓《ひぞう》でつくりかえられています。このとき、ヘモグロビン中の鉄は再利用されますが、なかには排泄されてしまうものがあるため、毎日の食事で補う必要があります。鉄は月経のある女性に不足しやすく、積極的に摂取したい栄養素だと言えます。

鉄を多く含む食品としては、干しひじき、乾燥きくらげ、煮干し、豚レバー、焼きのり、ゴマ、切り干し大根などが挙げられます。

マグネシウム

マグネシウムの六〇パーセントは骨に含まれており、体内のミネラルバランスを調整する役割を担っています。マグネシウムが不足すると、カルシウムが筋肉細胞に入りすぎて筋肉の収縮がスムーズにできなくなり、痙攣《けいれん》や震えといった症状が現れます。

ほかにも、神経の興奮を鎮める、エネルギーの代謝にかかわる、体温や血圧を調節するなどといった重要な役割を担っています。また、マグネシウムは、「補酵素《ほこうそ》（coenzyme）」として三〇〇種類以上の酵素の働きを助けています。補酵素とは、酵素反応における化学基（官能基や炭化水素基などの原子団）の授受に機能する低分子量の有機化合物で、「コエンザイム」、「コエンチーム」、「助酵素」などと呼ばれています。

マグネシウムを多く含んでいる食品としては、乾燥ワカメ、刻み昆布、干しひじき、ゴマ、アーモンド、素干し桜エビ、油揚げなどが挙げられます。

亜鉛

亜鉛はタンパク質の合成や細胞の新陳代謝にかかわる二〇〇種類以上の酵素における必須成分となっていて、さまざまな生体内の反応に関与しています。アミノ酸からのタンパク質の再合成、DNAの合成にも必要ですので、胎児や乳児の発育や生命維持において重要な役割を果たしているほか、骨の成長や肝臓、腎臓、インスリンをつくるすい臓、精子をつくっている睾丸など、新しい細胞がつくられる組織や器官において必須となるミネラルです。

また、体の細胞にダメージを与える活性酸素を除去する酵素（抗酸化酵素）の構成成分であるほか、舌の表面にある味蕾《みらい》、つまり味を感じる細胞をつくる働きをしていますので、不足すると味覚異常、皮膚炎、脱毛、貧血、口内炎、男性性機能異常、易感染性《いかんせんせい》、骨粗しょう症などを引き起こします。もちろん、免疫反応にも関与しています。

多く含む食品として、カキ、パルメザンチーズ、煮干し、ゴマ、スルメなどがあります。

カリウム

カリウムは、ナトリウムと拮抗した関係にあるというのが特徴で、ナトリウムが増えるとカリウムが働いて排泄を促します。日本人はナトリウム（食塩）を摂りすぎる傾向があるため、カリウムの働きが重視されています。

カリウムは筋肉の伸縮にもかかわっており、不足すると脱力感や手足のしびれなどといった症状が現れます。夏バテの原因の一つとして、汗を大量にかいてカリウムが失われることにあると言われています。

果物や野菜、大豆、海藻など、多くの食品にカリウムは含まれています。

銅

銅はさまざまな酵素の構成要素であり、エネルギーの産生《さんせい》、赤血球、骨、結合組織の形成、抗酸化作用などにかかわっています。ヘモグロビンは鉄から合成されますが、実は銅も重要な役割を果たしているのです。

腸管から吸収された鉄は、銅と結合したセルロプラスミンというタンパク質によって、ヘモグロビンに合成できるようにつくりかえられています。そのため、銅が不足すると鉄がヘモグロビンに合成されなくなり、鉄欠乏性貧血を起こしてしまいます。ほかにも、メラニン色素の合成やコラーゲン（血管壁や骨を強くする）の合成にもかかわる重要なミネラルです。

また、このセルロプラスミンは、マクロファージなどの免疫細胞のエネルギー代謝にかかわるチトクロムCオキシダーゼという酵素の構成成分であるため、免疫力を高める効果があるほか、赤血球中のSOD酵素

果物・野菜

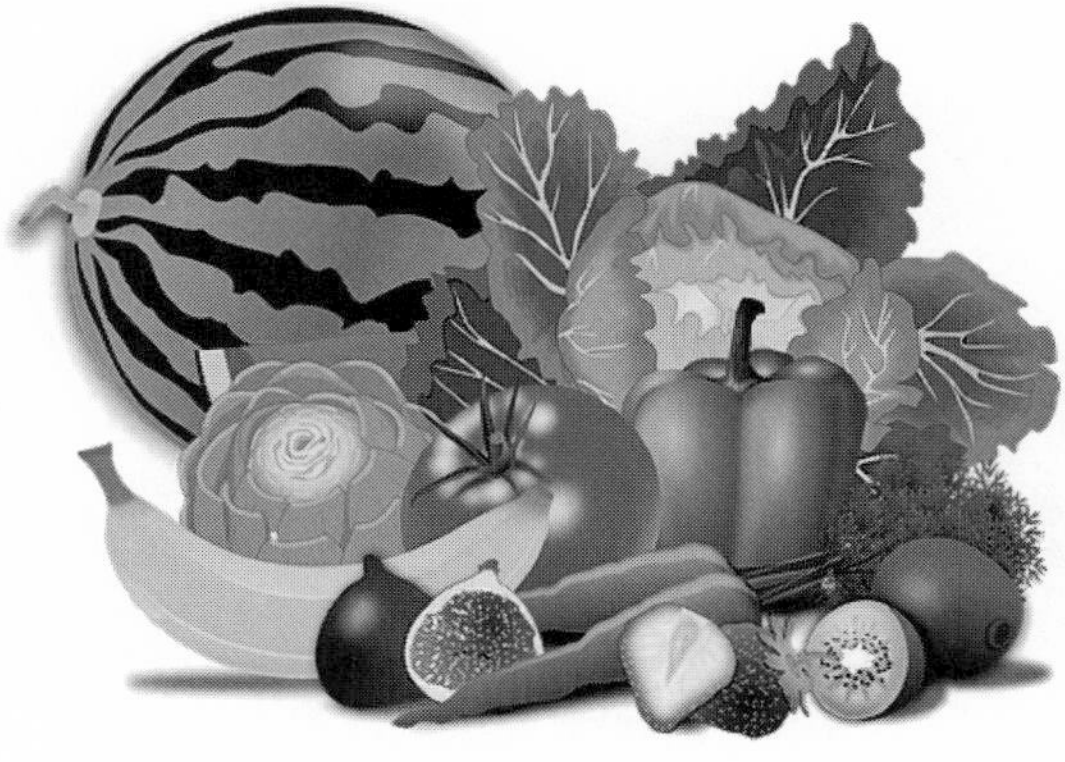

（スーパーオキシドディスムターゼ：活性酸素を消去する酵素）にも含まれているため動脈硬化の予防としても効果があります。また、エネルギー生成や鉄代謝、活性酸素除去などのほか、細胞外マトリクスの成熟、神経伝達物質の産生《さんせい》などにも関与しています。

銅が豊富に含まれている食品としては、エビ、イカ、タコ、牛レバーなどが挙げられます。

セレン

抗酸化作用があるとして近年注目されているミネラルがセレンです。栄養表示制度において強調表示が可能な項目には入っていませんが、「神のキノコ」には、日本産ハウスものに比べると二倍以上のセレンが含まれています。

人の身体は、活性酸素によって老化が進んだり、またガンの要因になったりしますので、抗酸化酵素「グルタチオンペルオキシダーゼ」の成分としてセレンは欠かせないミネラルとなります。要するに、活性酸素の消去に効果的な働きをするミネラルということです。

そのほか、汚染された大気から呼吸器を守ったり、更年期障害の症状改善や精子の合成にかかわり、免疫機能を高めるほか、水銀やカドミウムといった有害ミネラルから身体を守ったりするなど、さまざまな役割を担っています。

多く含む食品として、エビ、イカ、カニ、カツオ、ウニ、イワシなどといった魚介類が挙げられます。

マンガン

マンガンは、栄養表示制度で強調表示できる項目には入っていませんが、骨の成長に必要な栄養成分です。また、さまざまな酵素の構成成分になり、その酵素を活性化する栄養素です。多く含む食品として、乾燥キクラゲ、しょうが、玉露茶、全粒粉、焼きのり、クルミ、栗などがあります。

抗酸化酵素に不可欠なミネラル

抗酸化酵素を働かせるためには補酵素としてのミネラルが必要である、ということについてお分かりいただけたでしょうか。

さらに、少しだけ詳しく述べますと、ＳＯＤ酵素（スーパーオキシドディスムターゼ）にはマンガンを補酵素にしてミトコンドリア内でつくられる「マンガンＳＯＤ」と、亜鉛や銅を補酵素にして細胞内でつくられる「亜鉛ＳＯＤ」と「銅ＳＯＤ」があります。ＳＯＤ酵素によって変えられた過酸化水素は、グルタチオンペルオキシターゼとカタラーゼによって水に変えられ、活性酸素は消去されます。このグルタチオンペルオキシターゼはセレンを、カタラーゼは鉄を補酵素としています。また、グルタチオンペルオキシターゼとカタラーゼは、タンパク質のほかに亜鉛、銅、マンガン、セレン、鉄といったミネラルから構成されていますので、必ず摂取しなければなりません。

ここで紹介した亜鉛、銅、マンガン、セレン、鉄とタンパク質は、すべて「神のキノコ」に含まれています。

一方、「神のキノコ」に含まれていないミネラル、もしくは少量しか含まないミネラルがありますので、それらについても説明しておきましょう。

ヨウ素——甲状腺ホルモンをつくる、子どもの発育を促す、エネルギー代謝を促進するというミネラルです。ヨウ素は、昆布、ワカメ、海苔などの海産物にたっぷり含まれているため、日本人の場合、欠乏症は稀となります。

クロム——インスリン作用を増強し、糖の代謝を促すほか、血中脂質濃度を正常に保つというミネラルです。こちらも、ひじき、昆布、青のりや魚介類に多く含まれていますので、通常の食事を摂っていればクロムの過不足が問題になることはないでしょう。

これら二つは、「神のキノコ」に含まれていません。次は、強調表示ができないミネラルについての紹介です。

ナトリウム――通常、食塩の形で摂取されています。筋肉や神経の働きを正常に保つ、体液の浸透圧を正常に維持する、細胞外液量を正常に維持するなどの働きがありますが、摂りすぎると高血圧を招きます。先にも述べたように、日本人は摂りすぎが指摘されています。「日本人の食事摂取基準」(厚生労働省、二〇二〇年版)では、食塩の一日の目標量を、成人男性七・五グラム未満、成人女性六・五グラム未満が望ましいとされています。

カルシウム――よくご存じのように、骨や歯をつくって強くするほか、血液を凝固させる、神経や筋肉の働きを正常にするなどといった働きがあります。日本人には不足しがちなミネラルで、多くを含む食品として、煮干し、干しひじき、パルメザンチーズ、ゴマ、刻み昆布、カットワカメなどが挙げられます。

リン——歯や骨をつくる、細胞膜のリン脂質、核酸の成分として働くほか、ＡＴＰ（アデノシン3リン酸）の構成成分としてエネルギーを蓄えるミネラルです。摂りすぎるとカルシウムの吸収が悪くなります。

日本人の食生活においては、加工食品にリンが食品添加物として多く使われているためリンが不足することはほとんどなく、むしろ摂りすぎのほうが問題となっています。多く含む食品として、煮干し、素干し桜えび、スルメ、シラス干し、カツオ節、ココアパウダーなどがあります。

以上のように、ナトリウム、ヨウ素、クロムなど摂りすぎてはいけないミネラルや過不足が問題となるようなミネラルが多く含まれていないというのが「神のキノコ」の特長となっています。

ただ、日本人に不足しがちなミネラルとされているカルシウムについてですが、強調表示が可能な数値には届きませんが、日本で行われているハウス栽培のアガリクスに比べると、「神のキノコ（ブラジル露地栽培アガリクス）」には二六倍もの量が含まれていることを補記しておきます。

ビタミンB群とビタミンDが多量

最後にビタミンについて見ていきましょう。前述したように、ビタミンはエネルギー源にはなりませんが、三大栄養素の代謝を助け、身体の機能を正常に働かせるために欠かせない栄養素です。

現在、ビタミンは一三種類となっていますが、水に溶ける「水溶性ビタミン：ビタミンB群、ビタミンC」と、脂質に溶ける「脂溶性ビタミン：A、D、E、K」があります。ちなみに、ビタミンB群は水に溶けるので、摂りすぎたとしても過剰な分は尿とともに体外に排泄されますので、蓄積するという心配はありません。

「神のキノコ」には、ビタミンB12以外のビタミン

図 3-8　ビタミンの倍数

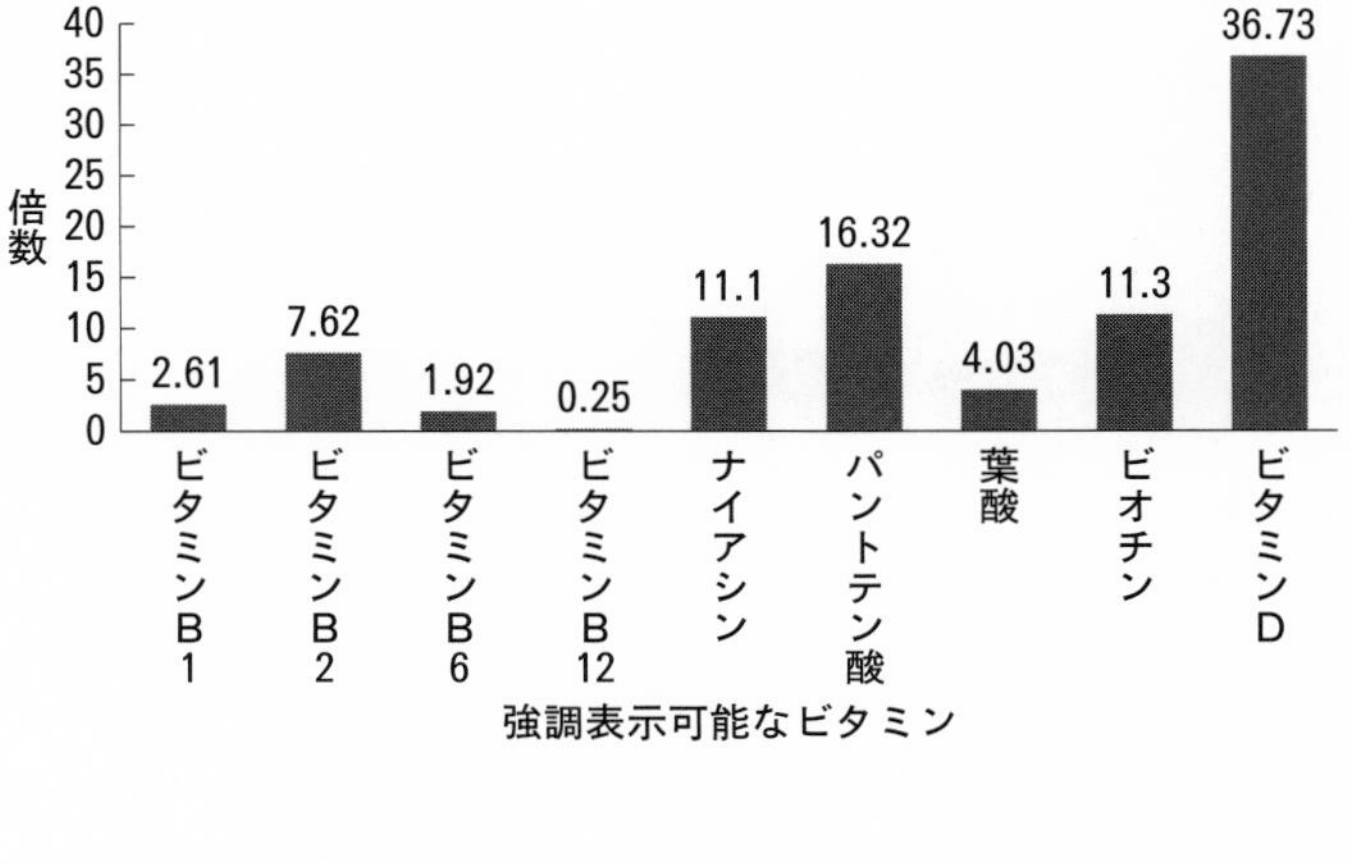

B群（B1、B2、B6、ナイアシン、パントテン酸、葉酸、ビオチン）とビタミンDが、図3―8のように強調表示が可能なレベルで多量に含まれています（五六ページも参照）。

ただし、「抗酸化ビタミン」と言われるビタミンA、C、Eは含んでいません。さらに、ビタミンKも含みません（九一ページから参照）。しかし、先に紹介したように、抗酸化ミネラルの亜鉛、銅、セレンなどは含まれています。

ビタミンの種類と作用について簡単に説明しておきましょう。

ビタミンB1

糖質がエネルギーに変わるときに欠かせないのがビタミンB1です。不足すると糖質がきちんと代謝できず、乳酸などの疲労物質が体内に蓄積されてしまい、疲労感が強くなります。

ビタミンB1不足が続くと、手足のむくみやしびれ、動悸、息切れといった症状が現れます。このような症状が「脚気《かっけ》」と呼ばれるものです。江戸時代末期や明治時代初期に全国に蔓延して「国民病」と恐れられました。

そういえば、村上もとかさんが描いたコミック『JIN―仁―』（集英社）で、まさに江戸末期における「脚気」の様子がリアルに映し出されていました。このときに主人公の「仁先生」が考えだしたのが「あんドーナッ」という食べ物でした。餡子《あんこ》の原料である小豆《あずき》にはビタミンB1が豊富に含まれているのです。

現在も、「ペットボトル症候群」と言って、甘い清涼飲料水やアルコールを多く摂る人、運動によるエネルギー消費量の多い人は、潜在的にビタミンB1欠乏症になりがちとなっています。また、ビタミンB1は「神経ビタミン」とも呼ばれ、神経の機能を円滑に保つのに役立っています。不足すると物忘れがひどくなったり、憂鬱な気分に陥ったり、イライラするといった症状が現れます。

これを多く含む食品には、小豆のほか、煎りゴマ、ウナギのかば焼き、タラコ、焼きのり、そば粉、玄米ごはんなどがあります。

ビタミンB2

タンパク質や脂質、糖質の代謝に関係してきます。そのため、エネルギー摂取の多い人は、通常量より多く摂る必要があります。タンパク質の合成にかかわっているため、健康な皮膚や髪の毛、爪などをつくるほか、子どもの成長を促進しますので「発育のビタミン」とも呼ばれています。

ビタミンB2が不足すると、小鼻のまわりに脂のブツブツができたり、口内炎や口角炎ができるほか、目が充血しやすくなります。そのため「美容ビタミン」としても知られています。また、つくられた有害な過酸化脂質を分解・消去するのにも役立ちます。

これを多く含む食品には、干しシイタケ、干しひじき、アーモンド、ウナギのかば焼き、ウズラの卵、納豆などがあります。

ビタミンB6

食品から摂ったタンパク質をアミノ酸に分解し、それを原料にして皮膚や髪の毛、爪などといった人体のタンパク質をつくるのを手助けしています。不足しないように気をつけなければならない栄養素の一つです。

「セロトニン」や「ドーパミン」、「アドレナリン」、「GABA《ギャバ》」といった神経伝達物質をつくるほか、赤血球をつくるなど六〇以上の酵素反応にかかわっていると言われています。また、体外から侵入した病原菌を攻撃して無力化させる免疫物質である「免疫グロブリン」をつくるのに欠かせません。免疫力が低く、感染症にかかりやすい人は、積極的に摂りたい栄養素です。

多く含む食品に、ニンニク、ピスタチオ、カツオ、イワシ丸干し、鶏ひき肉、サケ、煎りゴマなどがあります。

ビタミンB12

悪性貧血を予防し、脳や神経の健康を助けるビタミンで、DNA合成の調節にかかわり、補酵素《ほこうそ》としてアミノ酸の代謝やタンパク質の合成にかかわります。

ビタミンB12は、植物性食品にはほとんど含まれていません。玄米採食主義やベジタリアンの人は、ビタミンB12の欠乏に気をつけましょう。「神のキノコ（ブラジル露地栽培アガリクス）」は、強調表示が可能なほどの含有量には達しませんが、乾燥一〇〇グラム中一・一八マイクログラム（㎍）含まれています。多く含む食品には、シジミ、アカガイ、焼きのり、アサリ、イクラ、煮干し、あん肝などがあります。

ナイアシン

かつて「ビタミンB3」とも呼ばれていた、ニコチン酸、ニコチン酸アミドの総称です。ちなみに、タバコに含まれているニコチンとは別物です。

炭水化物、脂質、タンパク質といった三大栄養素がエネルギーにつくりかえられるときに欠かせない栄養素です。いろいろな食品に含まれていますが、体内でも必須アミノ酸の一つであるトリプトファンからつくられます。ナイアシンが不足すると、光線過敏症などの「ペラグラ」という皮膚病を発症します。

近年は、「若返りのビタミン」としても注目を浴びています。ナイアシンから代謝されるＮＭＮ（β–ニコチンアミドモノヌクレオチド）は、細胞内のＮＡＤ＋（ニコチンアミドアデニンジヌクレオチド）の産生《さんせい》を促進するという特徴があり、長寿遺伝子やミトコンドリアの活性につながるため、エイジングケア成分として注目を浴びています。

これを多く含む食品には、カツオの削り節、辛子明太子、キハダマグロ、ピーナッツ、干しシイタケ、イワシ丸干し、クロマグロ赤身、スルメなどがあります。

パントテン酸

かつて「ビタミンB5」と呼ばれていました。糖質や脂質の代謝を中心に、エネルギーをつくりだすときに働く、さまざまな酵素作用をサポートするビタミンです。また、免疫機能やストレスへの抵抗力に大きな役割を担っています。さらに、ビタミンB6や葉酸など、ほかのビタミンB群とともに「抗体」という免疫機能に働く物質をつくりだします。

パントテン酸には、「HDL（善玉）コレステロール」を増やす作用もあります。多くを含む食品には、鶏レバー、タラコ、納豆、鶏のささ身、ピーナッツ、イクラ、ハタケシメジなどがあります。

葉酸

葉酸は、ビタミンB12とともに赤血球をつくるために欠かせないビタミンです。新しい赤血球がつくられるときに不足すると悪性貧血を招くため、「造血のビタミン」とも言われています。そのほか、葉酸はタンパク質の合成にもかかわっています。

不足すると粘膜の新陳代謝がうまくできなくなり、口内炎ができやすくなるほか、「潰瘍」といった粘膜の異常が起こりやすくなります。妊娠中や授乳中に、とくに摂取がすすめられているものです。なぜなら、胎児や乳幼児の成長に葉酸が使われるからです。

葉酸を多く含む食品には、焼きのり、鶏レバー、ウニ、菜の花、枝豆、きな粉、モロヘイヤ、芽キャベツなどがあります。

ビオチン

ビオチンは、糖質、脂質、タンパク質の代謝にかかわります。皮膚や髪の毛を健康に保つという重要な働きを担っています。

不足すると、髪の毛が抜ける、白髪になりやすくなる、肌に湿疹ができやすくなるほか、疲労感や鬱《うつ》といった症状が現れます。また、腸内細菌によっても合成されているため、抗生物質などを長期に服用していると腸内の善玉菌が減少して合成量が減ります。そのような人は、食品やサプリメントから積極的に摂るように心がけましょう。

これを多く含む食品には、卵、イワシ、クルミなどのナッツ類、カリフラワー、ホウレンソウ、タマネギ、グレープフルーツ、バナナなどがあります。

ビタミンD

ビタミンDは脂溶性《しようせい》ビタミンです。現在、注目されているビタミンで、これを投与すると免疫細胞の一種であるマクロファージ内に「カテリジン」というタンパク質（抗菌ペプチド）がつくられ、「細菌やウイルスを殺す作用がある」という報告があります。

腸管からのカルシウムやリンの吸収を促し、腎臓での再吸収を促進する作用があります。

ご存じのように、骨の形成はカルシウムだけではできませんので、ビタミンDを一緒に摂る必要があります。

食品から摂取したビタミンDには、キノコ類に含まれるD2と動物性のD3があります。どちらも肝臓と腎臓を経て活性型ビタミンDに変わり、体内で作用を発揮します。

これまで日本では、ビタミンDは丈夫な骨をつくる働きがある「骨粗鬆症の予防作用」として有名でしたが、それ以外の重要性はあまり知られていませんでした。ところが、最近の研究によって、ビタミンDを摂取すると筋肉の増強に効果が期待できることが分かってきました。運動をする人、したい人には非常に興味深い事実です。さらに、生まれてくる子どもの健康のためにも欠かせない栄養素です。なぜなら、母胎のビタミンD不足は、子どもの自閉症関連形質に影響を与えるからです。

また、ビタミンDの濃度が低いと股関節骨折、ガン、認知症リスクが上がるという報告もあるため、近年ビタミンDは、海外において非常に注目を浴びる成分となっています。とくに、抗酸化作用や免疫力の向上、アレルギー症状を改善する作用があります。

これを多く含む食品には、乾燥キクラゲ、あん肝、シラス干し、イクラ、クロカジキ、紅ザケ、ウナギのかば焼き、サンマ、干しシイタケなどがあります。

補足情報として述べますと、過度の紫外線対策は喫煙と同じく危険です。ビタミンDは食べ物から摂る以外に紫外線を浴びることで体内に合成されるわけですが、アメリカ国立衛生研究所（National Institutes of Health: NIH）は「ビタミンD不足は世界的な問題である」と指摘しています。

日本でも、太陽の紫外線における美肌や皮膚ガンといったリスクが強調されるあまり、多くの年代においてビタミンD不足の傾向が高くなっています。それをふまえて、紫外線対策に関連する報告を紹介しましょう。

スウェーデンの研究チームは、二五～六四歳の女性約三万人を二〇年間追跡し、日光を浴びる頻度と死亡リスクの関係を分析しました。夏と冬の日光浴の回数や日数、屋外での水泳の回数、日焼けマシンの年間使用回数などを調べてスコア化し、日光を「避けている群」、「ある程度浴びる群」、「積極的に浴びる群」の三群に分けて比較したわけです。

すると、「避けている群」は「積極的に浴びる群」に比べて心臓病による死亡リスクが六〇パーセント高く、心臓病以外の原因、ガン以外の原因、そしてガンによる死亡リスクも有意に高かったのです。つまり、「避けている群」の平均寿命は、「積極的に浴びる群」に比べて〇・六〜二・一年ほど短かったわけです。また、日光を「避けている群」の非喫煙者の平均寿命は、「積極的に浴びる群」の喫煙者とほぼ同じでした。

この報告は、過度な紫外線対策は喫煙と同じくらい死亡リスクを上げるということになります。日光を浴びると寿命が延びるのは、紫外線の刺激によって肌で合成されるビタミンDのおかげではないかと考えられます。詳しいメカニズムはまだ解明されていませんが、大きな効用があることだけは確かです。そもそも、太陽がなかったら人類は生きていけません。

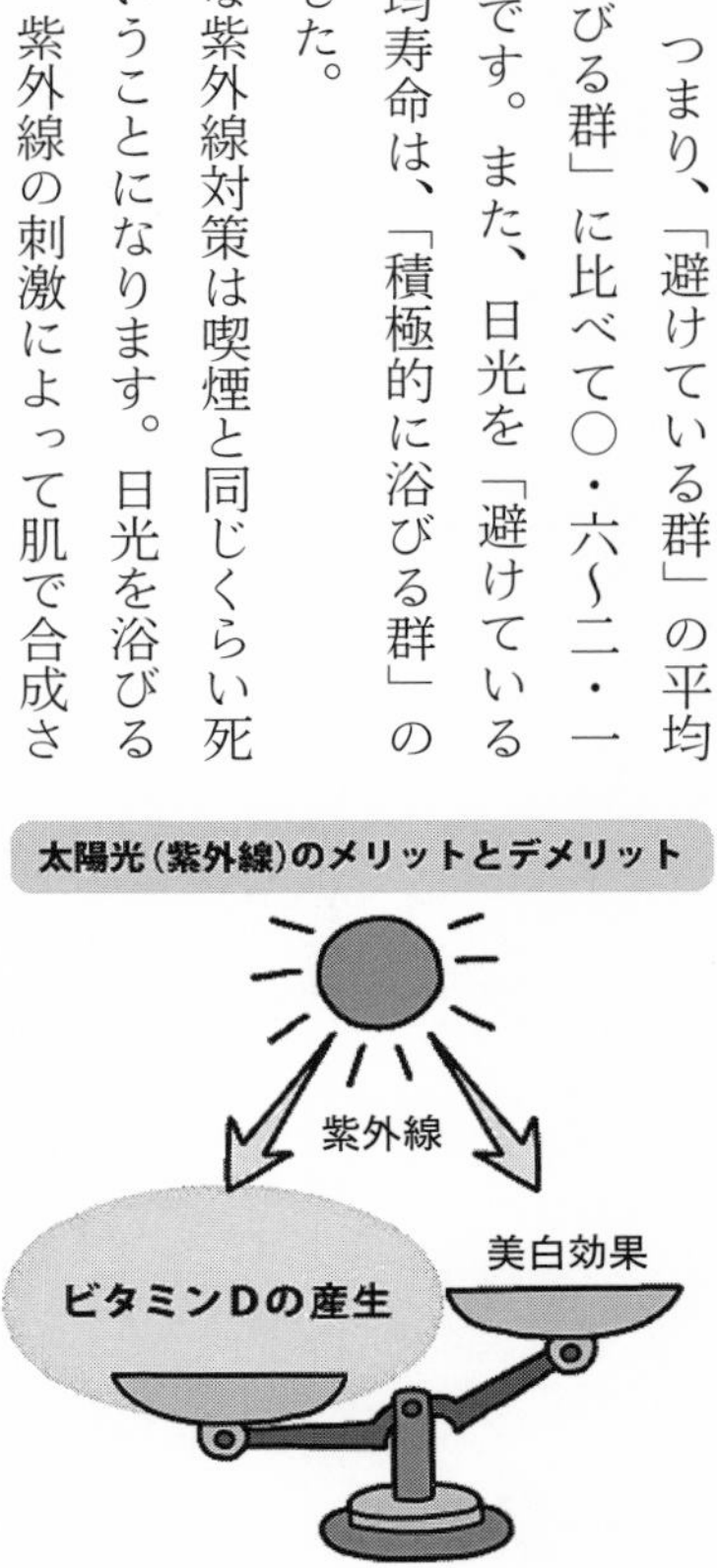

「神のキノコ」には抗酸化ビタミンとビタミンKが含まれていない

「神のキノコ」は、過剰な活性酸素などを消去する抗酸化ビタミンと言われるビタミンA、ビタミンC、ビタミンEは含みません。しかし、同じく活性酸素などを消去する抗酸化ミネラルは含まれています。また、脂溶性《しようせい》ビタミンで、血液凝固や丈夫な骨の形成にかかわるビタミンKも含んでいません。

「神のキノコ」に含まれていないビタミンの働きを見てみましょう。

ビタミンA

脂溶性ビタミンです。皮膚・粘膜を健康に保ち、感染を防ぐ、暗いところで視力を保つ、成長を促進するなど、抗酸化作用があります。

緑黄色野菜に多く含まれるβ-カロテンは、体内で必要に応じてビタミンAに変わります。先に述べたように、脂溶性で体内に蓄積されるため、サプリメントなどで摂りすぎると頭痛や吐き気、発疹などといった過剰症を起こします。とくに妊娠初期は、胎児に影響が出ることもあるので注意が必要です。

これを多く含む食品には、鶏レバー、豚レバー、ゆでホタルイカ、銀ダラ、蒸アナゴなどがあります。

ビタミンC

水溶性ビタミンです。活性酸素を消去する抗酸化作用があり、コラーゲンの合成にかかわっています。また、免疫力の強化、抗酸化作用、解毒作用、血液中のコレステロールの低下、シミのもととなる「メラニン色素」の合成を抑制して、皮膚に沈着するのを防ぐヘモグロビンの合成を助けるなど、多くの重要な役割を担っています。

多く含む食品には、赤ピーマン、芽キャベツ、黄ピーマン、菜の花、レモン、カリフラワー、ニガウリ、キウイフルーツ、イチゴなどがあります。

ビタミンE

脂溶性ビタミンで、体内の脂肪組織、心筋、筋肉、肝臓、骨髄、子宮などさまざまな部位の生体膜に存在しています。活性酸素を消去する抗酸化作用があります。多く含む食品に、アーモンド、綿実油《めんじつゆ》、サフラワー油、アンきも、ピーナッツ、イクラなどがあります。

ビタミンK

脂溶性ビタミンで、止血したり、丈夫な骨の形成にかかわります。血栓症などの患者に処方されている抗血液凝固薬（ワルファリンなど、血液を固まりにくくする薬）を服用している人は、ビタミンKの摂取が制限されています。

また、ビタミンKには、緑黄色野菜に含まれるビタミンK1と、動物性食品や納豆などの発酵食品に含まれるビタミンK2があります。ビタミンK2は、腸内細菌によって体内でも合成されます。

多く含む食品に、カットワカメ、モロヘイヤ、納豆、アシタバ、バジル、焼きのり、つるむらさき、干しひじき、トウミョウなどがあります。

ハウス栽培に比べてカルシウムやセレンが多い「神のキノコ」

それでは、「神のキノコ」の菌株を開発したジルベルトが、「こんなに強い菌株は世界のどこにもない。だから、同類のキノコと学名などは同じになるかもしれないが、含有成分も薬理作用も大きく違うはずだ」と発言したことをふまえて、日本産の一般的なハウス栽培と「神のキノコ（ブラジル露地栽培アガリクス）」の違いについて検証してみましょう。つまり、主なビタミンとミネラル含有量の比較です。

「神のキノコ（ブラジル露地栽培アガリクス）」は、日本産ハウス栽培のアガリクスに比べると、カルシウム含有量は約二六倍、銅は約一〇倍、セレンは約二倍多く含んでいます。ジルベルトが言うように、形状がハウス栽培されたものに比べて大きいだけでなく、含まれる栄養素も大きく違っていました。

次は、同じ菌株を使っての、栽培条件の違いで主成分と言われるβ-グルカンと、近年注目を浴びているビタミンDにおける含有量の違いです。

結果は、ハウス栽培に比べて、抗腫瘍効果があるとされるβ-グルカンは一・五倍、ビタミンDは約二四倍と、多量の

図3–9　主なビタミン・ミネラル含有の比較

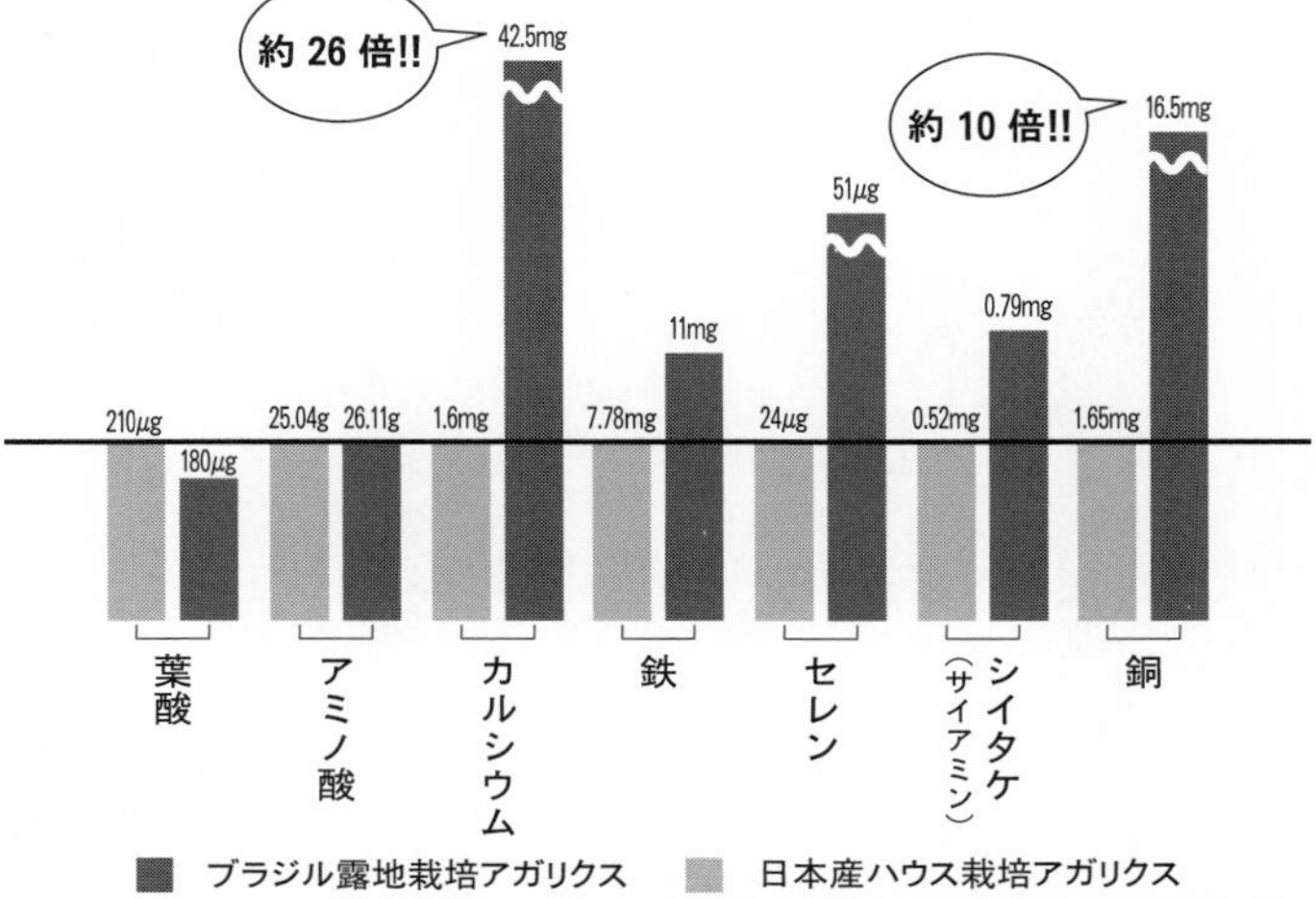

※日本産ハウス栽培アガリクスを基準として比較

ビタミンDを含有しています。

同じ菌株でも、光の入らない条件下のハウス栽培の場合はビタミンDをほとんど含んでいないことから、露地栽培では太陽光によってビタミンDが誘導されていると考えられます。

以上のように、主な成分の含有量を比較しただけでも、菌株開発者のジルベルト（七ページ参照）が「別物」と明言するだけの違いが分かります。動物を使った各種の比較研究ではその差が確認できるのでしょうか……のちの章で述べることにします。

図 3-10　β-グルカンとビタミンDの比較

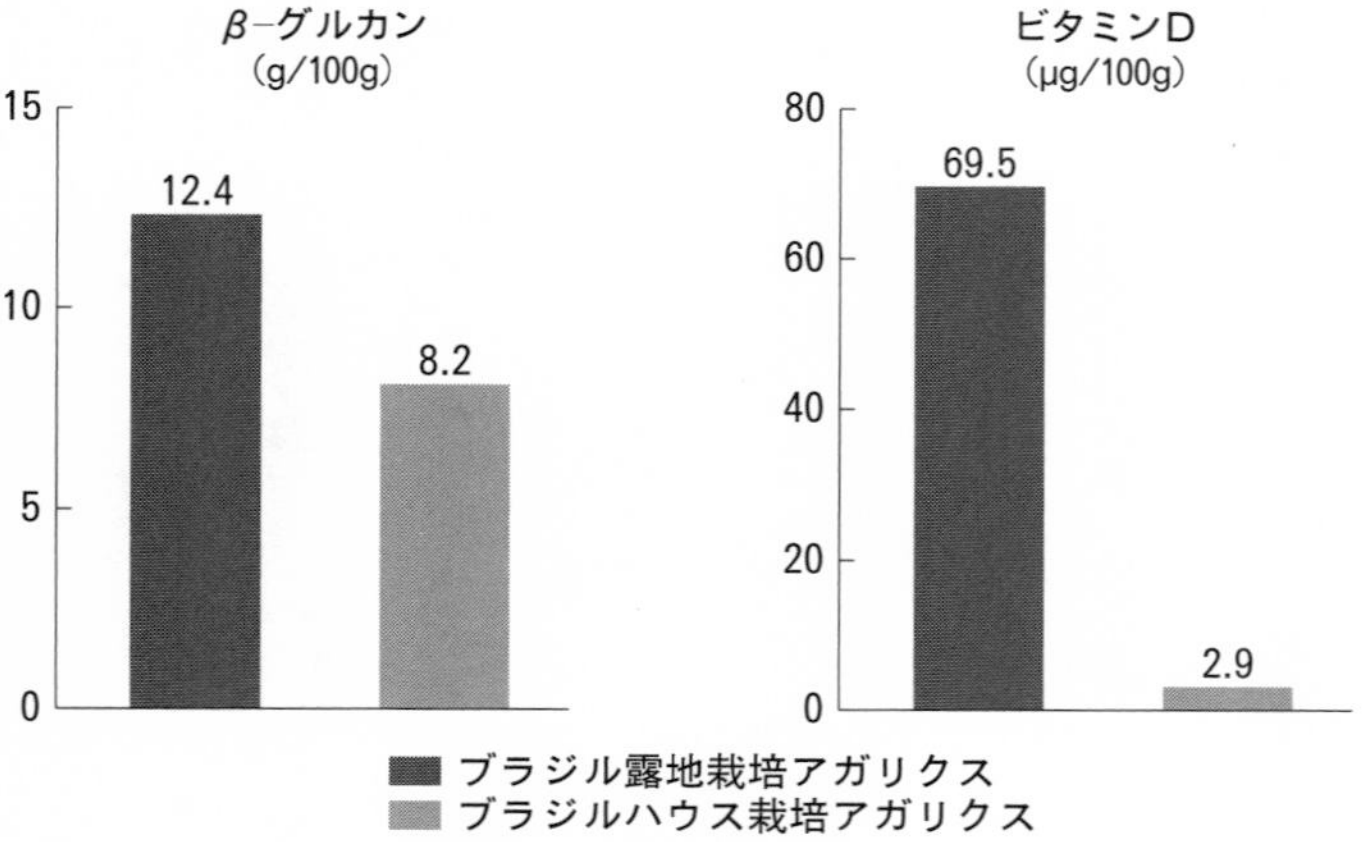

（出典）日本食品分析センター調べ。

一つの素材で多くの栄養素が摂れる

ここまで、「神のキノコ」に含まれる栄養素について説明してきました。読まれたとおり、強調表示が可能な栄養素二一項目中の一五項目を含んでいる優れた栄養素材だと言えます。

栄養指導においては、「バランスのよい食事」という表現がよく使われます。そう、私たちは生きていくうえにおいて多種多様な栄養素を必要とするわけです。

健全な身体をつくるためには、「偏食を避けて、一日三〇品目は食べましょう」などと、できるだけ多くの料理から数多くの栄養素を摂ることが推奨されていますが、これは日常の食生活では難しいとい

1日に30品目は食べるのは難しい

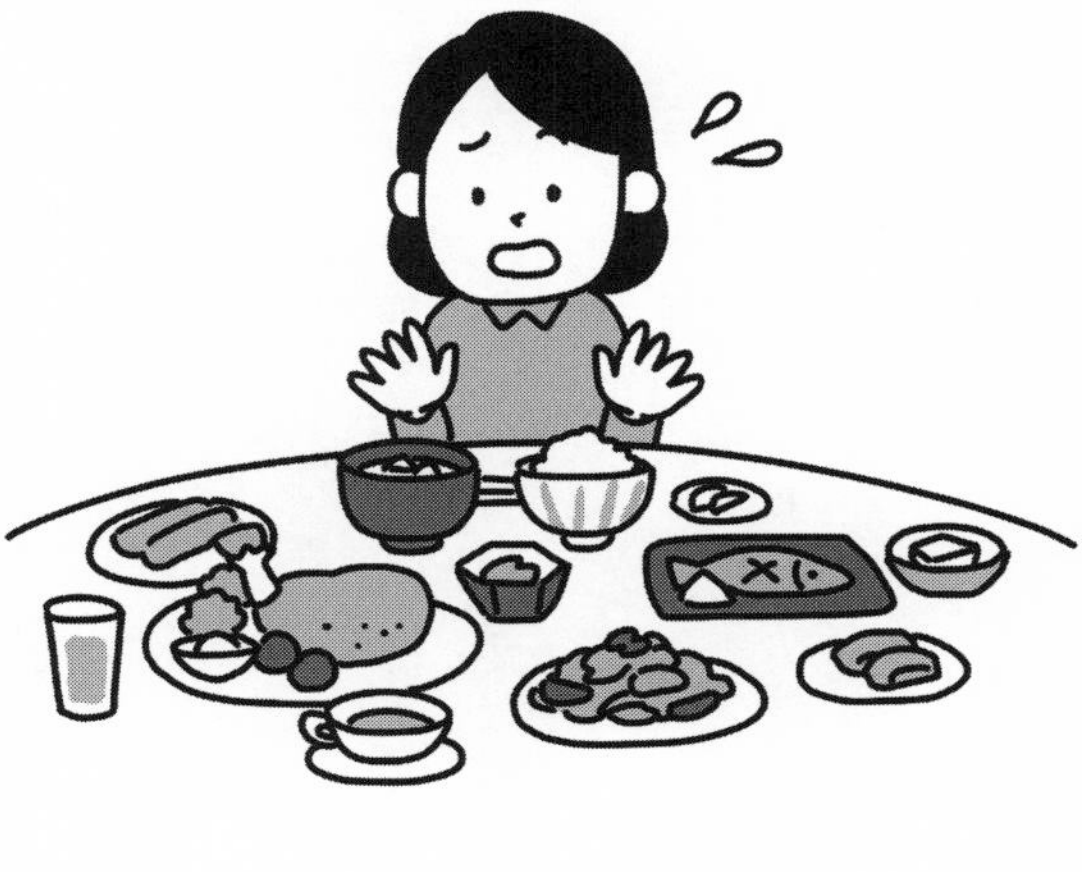

うのが現実です。そのため、一つの素材で必要とする数多くの栄養素が摂取できるというのは、非常に大きなメリットとなります。

さらに、「神のキノコ」に含まれているタンパク質、脂質、糖質、食物繊維、そしてミネラルやビタミンについても見てきました。その結果は、日本人に不足しがちな栄養素はしっかり含み、摂りすぎてはいけない栄養素、充足していると思われる栄養素は少量しか含んでいないことが分かりました。繰り返しますが、抗酸化ビタミン（A、C、E）は含んでいませんが、「抗酸化ミネラル」と言われる亜鉛、銅、マンガン、鉄、セレンなどは含まれているのです。

なぜ、このように多種多様な栄養素を豊富に含んでいるのでしょうか。その理由は、先にも述べましたように、常に新しく開墾された土地があり、強烈な太陽光を浴びる露地栽培でつくられているからだと推察できます。

もし、今あなたが不調を訴えているのであれば、薬に頼るのではなく、栄養素を加味した食べ物を中心にした食生活に変えるだけで元気になるのでは、と考え方をチェンジしたほうがいいかもしれません。

「神のキノコ」の重金属、残留農薬、放射能

本章の最後は、食品としてマイナスとなる項目の分析です。何しろ、「神のキノコ」は地中の成分を良くも悪くも吸い上げるといった特徴がありますので、少し気になります。日本では、過去にカドミウムによる「イタイイタイ病」（一九一〇年代〜一九七〇年代）や水銀による「水俣病」（一九五六年に公式に発表）などの健康被害で大問題になったという歴史があります。現在も認定問題が続いているだけに、人間への安全性に影響を及ぼす重金属、残留農薬、放射能の成分分析には、常に注意を払う必要があります。

ここでは、「神のキノコ」の分析値を紹介していきますが、のちの章では安全性臨床研究を紹介します。この有害物質の各種分析、試験、臨床研究は、安全・安心のために必須条件と言えます。

重金属

ヒ素（無機ヒ素として）、鉛、カドミウム、総水銀を「日本食品分析センター」で分析し

た結果と、「東京都立衛生研究所」が行ったアガリクス製品一一検体の実態調査と比較しました（Ann. Rep. TokyoMetr. Res. Lab. P. H., 53, 101–107, 2002）。

「神のキノコ＝ブラジル露地栽培アガリクス」（図3–11の右端）の分析値は、乾燥一〇〇グラム中にヒ素は、As_2O_3の無ヒ素として〇・五ppm、鉛は〇・一二ppm、カドミウムは一・一二ppm、総水銀は〇・一六ppmでした。なお、ppmとは「parts《パーツ》 per《パー》 million《ミリオン》」の頭文字をとったもので、一〇〇万分のいくらであるかという割合を示す単位です。一ppmは＝〇・〇〇〇一パーセントであり、一万ppmは一パーセントとなります。

「神のキノコ（ブラジル露地栽培アガリクス）」は、東京都立衛生研究所が行った調査による他社一一検体との対比において、ヒ素、鉛、カドミウムという三種の重金属の総量では極めて低いグループに入りました。なお、

図3–11　重金属の含有量の比較

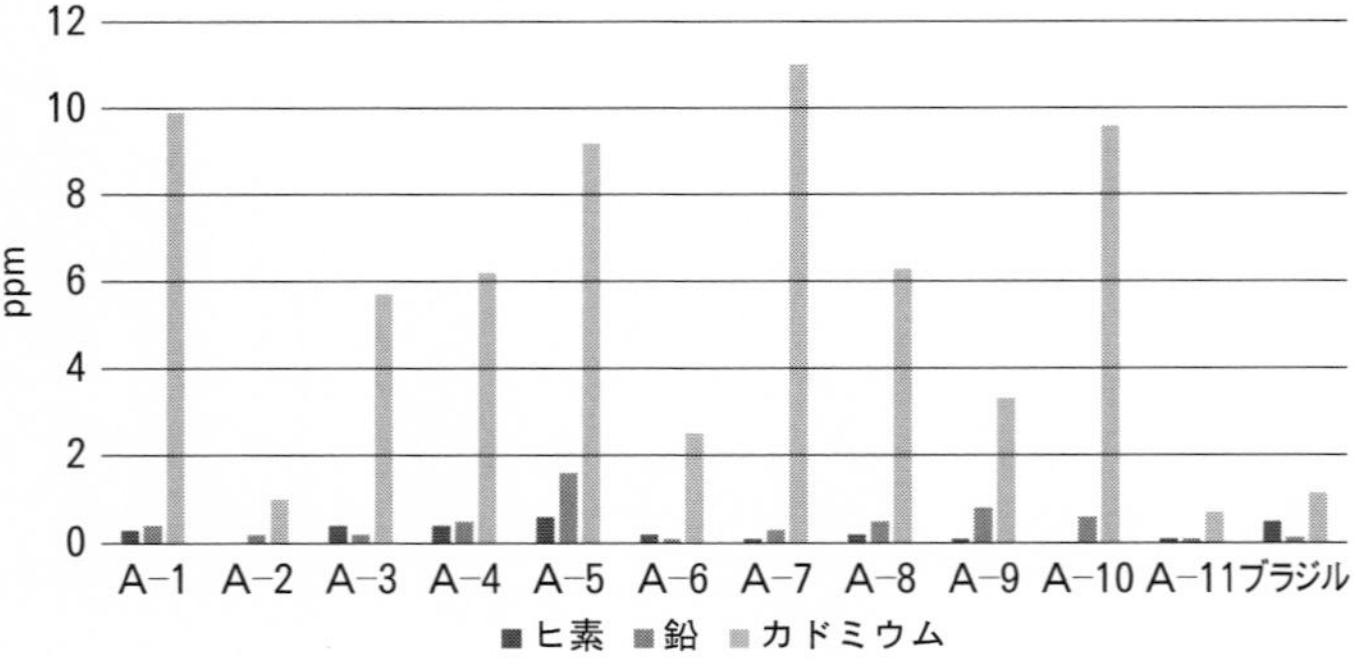

総水銀は、同研究所のデータにないため比較できませんでしたが低値でした。

同研究所の分析結果における考察では、一一検体のヒ素は、検出限度以下（0.1μg／g未満）～0.6μg／gであり、とくに高い値のものはありませんでした。また、鉛は0.1～1.6μg／gで、各種の食品における含有量と比較してもとくに問題になる量ではないと思われます。

一方、カドミウムは四つの検体（A-1、A-5、A-7、A-10）から9.2～11μg／gと、高濃度となる含有量が検出されました。玄米に対する基準値として「1μg／g」が設定されているのですが、日本人の一日のカドミウム摂取量が20～60μgであるのに対して、カドミウムの慢性中毒であるイタイイタイ病の患者は500μg／日を摂取していたと推定されます。よって、アガリクスの場合、一日五〇グラムを喫食《きっしょく》するとその量を超えることになります。

分析報告では、一日の喫食量が少なければ今回検出された最高値のものでも健康被害までには至らないが、過剰な摂取を続けることは避けるべきである、としています。「神のキノコ（ブラジル露地栽培アガリクス）」は、A-2、A-11検体などと同様にカドミウム含有量は低値と言えます。

このように、重金属、とくにカドミウムの分析値は各社で大きなバラツキがありますので、製造されている各社は常に栽培地の土壌まで注意を払う必要があります。

残留農薬と放射能

残留農薬においても、栽培環境に対する注意喚起が必要です。「神のキノコ（ブラジル露地栽培アガリクス）」は、常に開墾した土地で無農薬栽培が行われていますし、定期的に残留農薬のチェックも行っています。現在は、農薬四二〇項目において定量下限値以下となっており、過去に残留農薬が検出されたことはありません。

一方、放射能については、放射性ヨウ素（I-131）、放射性セシウム（Cs-134、Cs-137）の各項目において検出されませんでしたので安心してください。

以上のように、重金属、残留農薬、放射能について、「神のキノコ（ブラジル露地栽培アガリクス）」は、安全性において問題となるような分析結果は見られませんでした。では、本章の「まとめ」として、「神のキノコ」に含まれ

「神のキノコ」含まれる栄養素

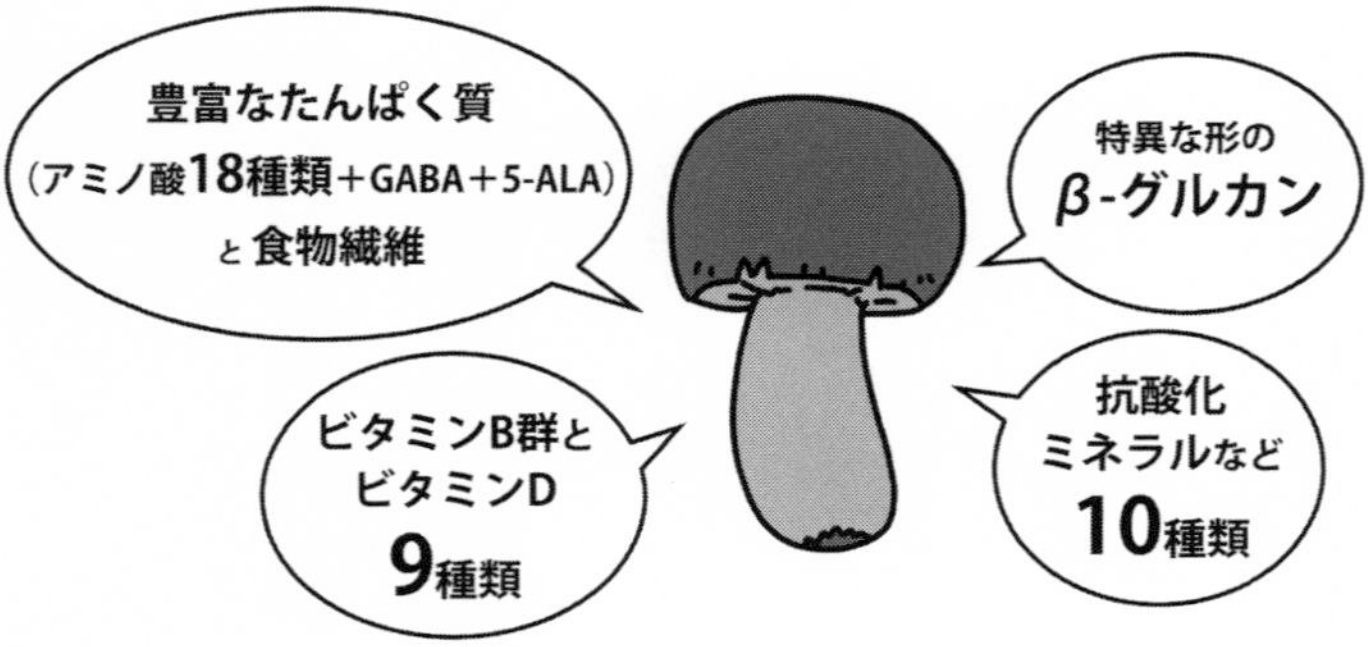

ている栄養素について整理しておきましょう。

❶私たちの身体の筋肉や臓器などいわゆる「生命の源」をつくる主成分のタンパク質を「神のキノコ」は大量に含んでおり、必須アミノ酸を含む一八種すべてのアミノ酸を含んでいます。さらに、ほかの食材と比較しても多量となるＧＡＢＡ《ギャバ》（γ‐アミノ酪酸）も含まれています。このＧＡＢＡは、ストレスを和らげて、脳の興奮を鎮める効果のある成分です。さらに、腸内環境に大きな影響を及ぼす食物繊維も多量に含んでいます。

❷ビタミン群では、ビタミンＢ群のすべてと多量のビタミンＤを含んでいます。

❸抗酸化ビタミンと言われるビタミンＡ、Ｃ、Ｅは含みませんが、抗酸化ミネラルと言われる亜鉛、銅、マンガン、鉄、セレンなどは含んでいます。

❹ハウス栽培のアガリクスと比較すると、主成分と言われる特異な形のβ‐グルカンは一・五倍、ビタミンＤは約二四倍の量を含んでいます。

紹介したこれらの栄養素は、動物実験や人間での臨床研究でどのような成果を示すのでしょうか？　第5章以降で詳細を明らかにしていきます。

第4章　世界のガン医療と日本のガン医療

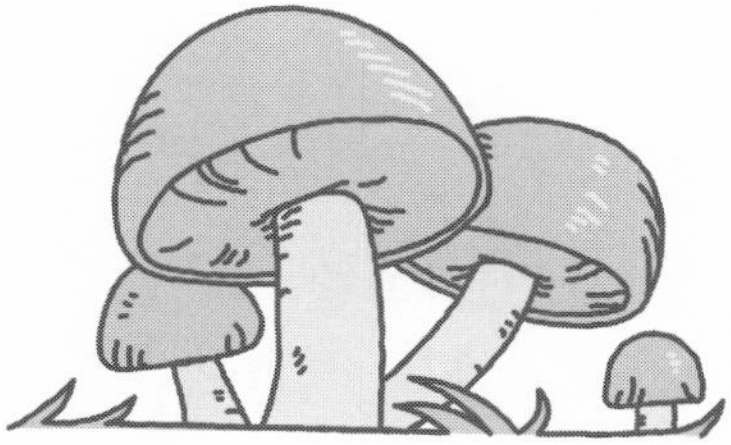

本章では、世界のガン医療と日本のガン医療の実態を明らかにするとともに、なぜガンになるのかについて記述していきます。

日本の医療は、国民皆保険や技量豊かな多くの医師がいるなど素晴らしい環境となっていますが、「ガン医療」に対してだけは停滞しているように思えます。なぜなら、日本のガン死亡率は高止まりしていますが、アメリカのガン死亡率は、**図4−1**のように一九九一年をピークに少しずつ下がり続けているからです。ガンと同じく「生活習慣病」と言われる心筋梗塞は急減し、脳卒中なども減っています。

一方の日本は、あらゆる病気のなかでガンの死亡率が高く、長年にわたって死因のトップに居座っています。医学がこれほど発達した現代においても、死亡率はなかなか減ってきません。もちろん、ガンに罹患する人も増え続けており、二人に一人がガンにかかり、三人に一人がガンで亡くなるという時代になっています。

日本でガン罹患者が多い理由について、「高齢化が進んでいるからだ」と言う人もいますが、高齢化が進むヨーロッパ諸国でもガンは増えていません。イギリス、フランスでもガンによる死亡者は減っているのです。先進国で、日本だけがなぜガンは増え続けているのでしょうか。

図4-1　アメリカのガン死亡率の推移（男性）

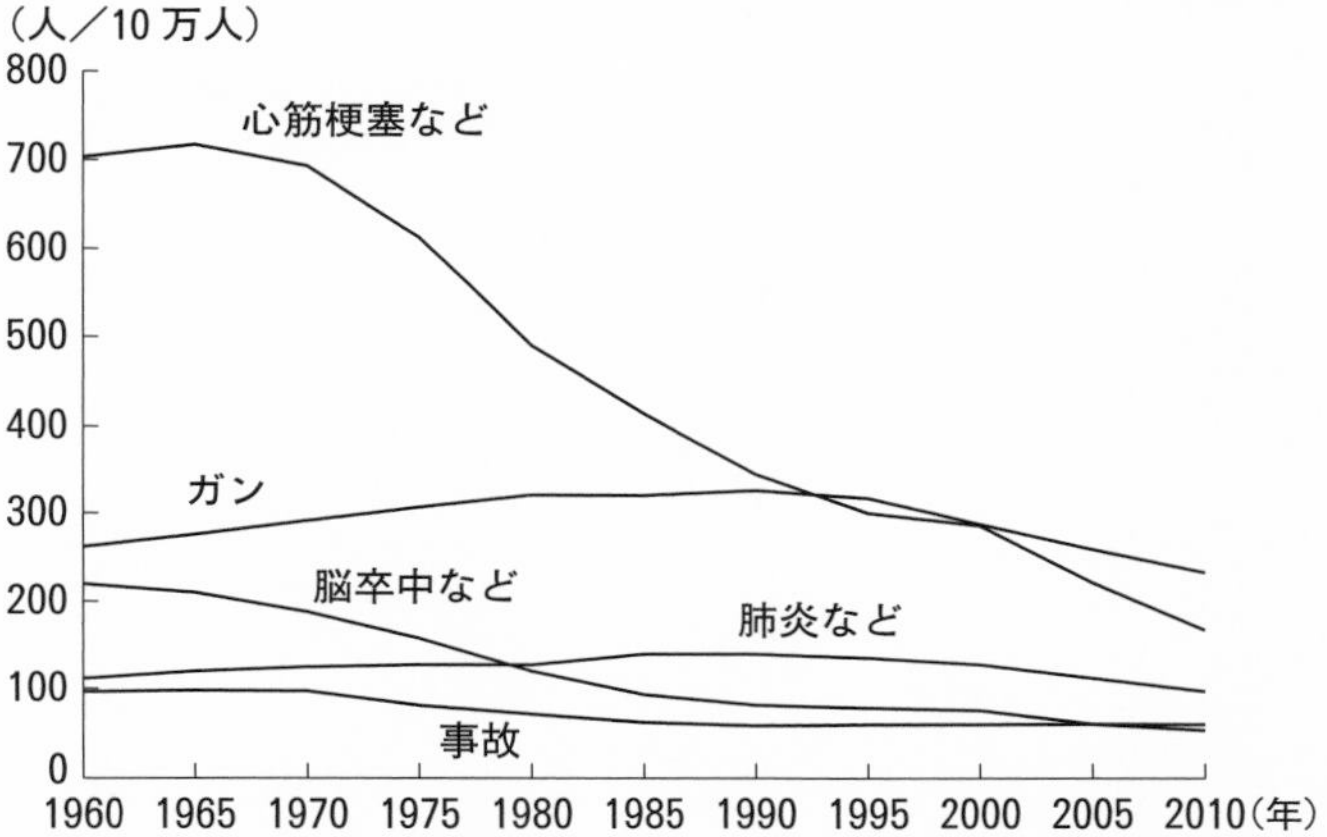

図4-2　日本人の主要死因別に見た死亡率の推移

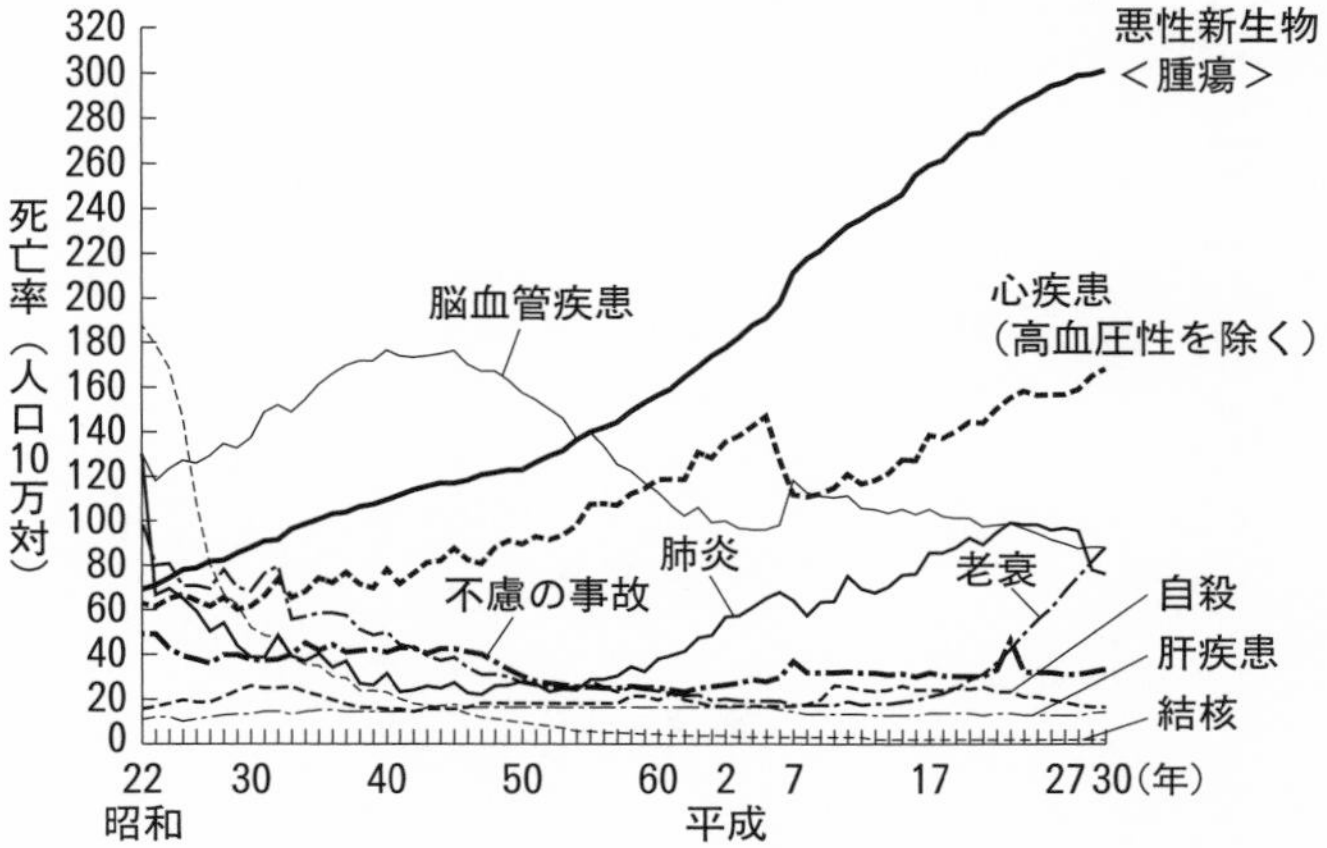

（出典）厚生労働省「平成30年人口動態統計月報年系計の概要」。

アメリカでガンが減ったきっかけは「マクガバンレポート」

アメリカでガンが減るきっかけとなったのは、一九七七年にアメリカで発表された「アメリカ合衆国上院特別栄養委員会報告書」、いわゆる「マクガバンレポート」と言われています。このレポートの概要は以下のとおりです。

❶ガン、心臓病、脳卒中など、アメリカ人の主な死因となっている病気は、まちがった食生活が原因で起こる「食源病」である。

❷現代の医学は薬や手術だけに偏りすぎ、栄養面に関心を払ってこなかった。新しい医学につくりかえる必要がある。

マクガバンレポートがきっかけとなり、アメリカでは肉食中心の食生活が見直され、健康によいとして日本食などに関心が集まりました。サプリメントも法的に整備されましたし、国家レベルで、漢方薬、ハーブ療法、アロマ療法、鍼灸などを活用した代替医療にも取り組んでいます。

また、医学部に栄養学のカリキュラムが設けられ、食事から見直して病気にならない予防医学として、真剣に「一次予防」に取り組むようにもなりました。さらにガン患者さんに対しては、医師、薬剤師、栄養士、心理療法士らがチームを組み、広い知識や視野でさまざまな治療を行っています。これらが功を奏して、ガンによる死亡率が減っているのです。

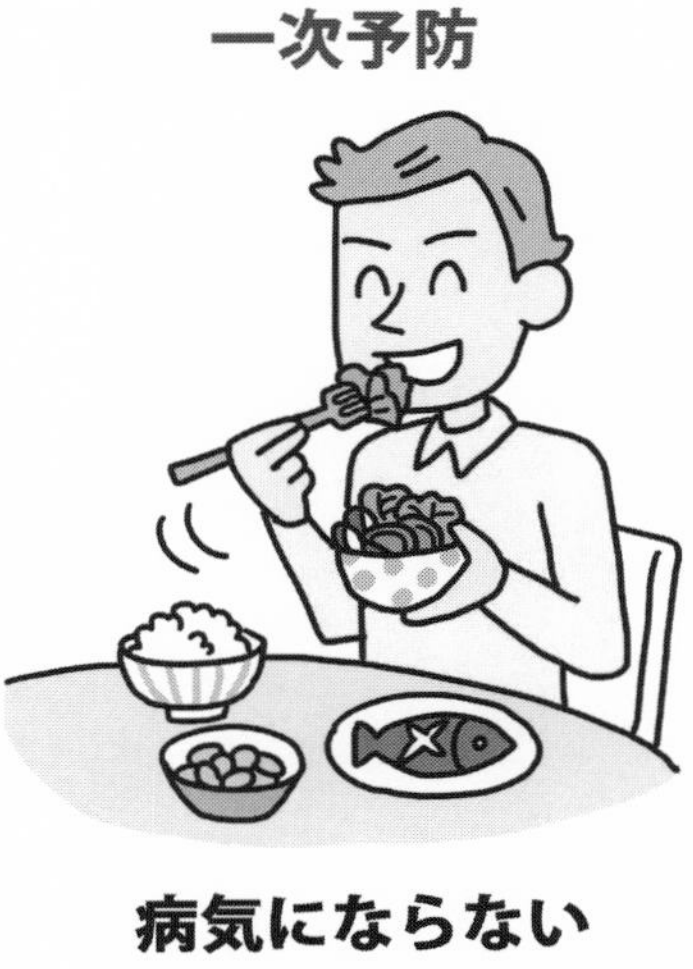
一次予防
病気にならない

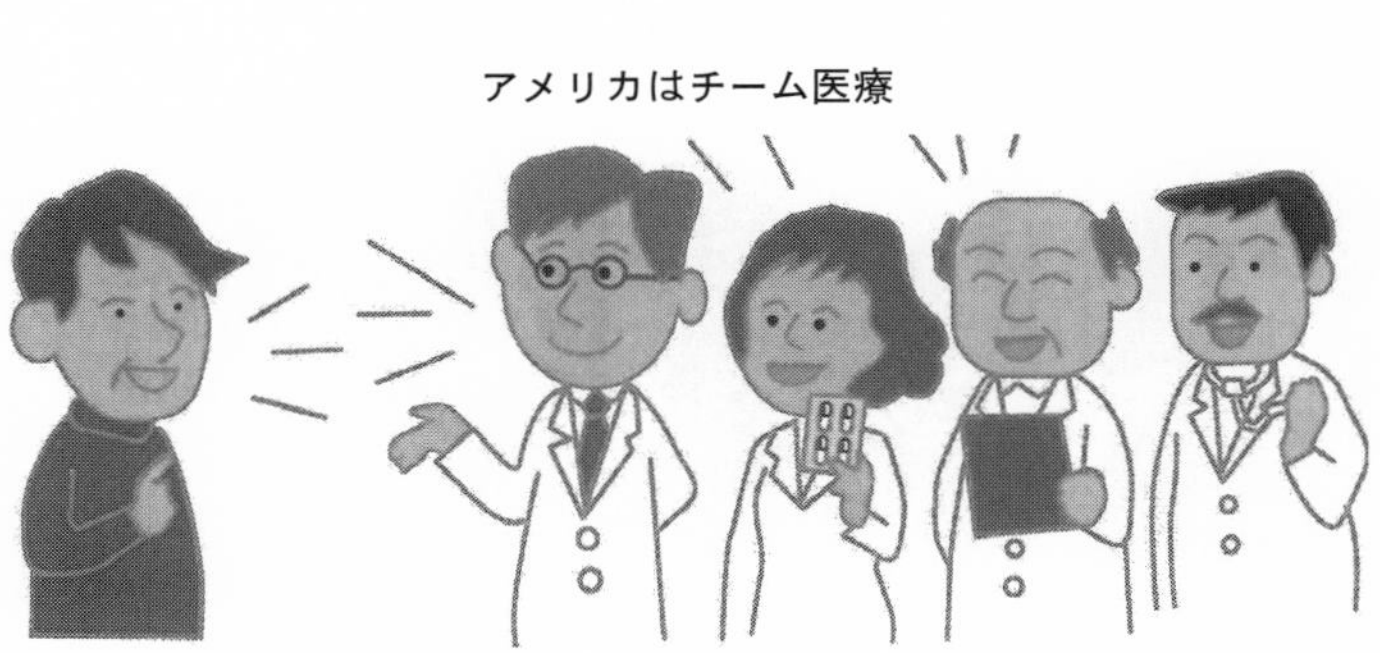
アメリカはチーム医療

さて、日本ですが、マクガバンレポート以前のアメリカの状態に酷似しています。医学部に栄養学のカリキュラムは少なく、それらの知識の乏しさが理由なのか、医師から栄養学を活用した食生活の見直し、病気にならないための食育指導などといった「一次予防」に関する話などは滅多に聞きません。

よく患者が耳にするのは、「今度、乳ガンを早期発見できる素晴らしい装置が入った」などの話か、血液検査などで病気の早期発見・早期治療で死なないという「二次予防」の話です。当然、食育指導はなく、ほとんどが薬を使用する服薬指導となっています。

この一次予防と二次予防、どちらに力を入れるかで医療費は大きく変わってきます。もちろ

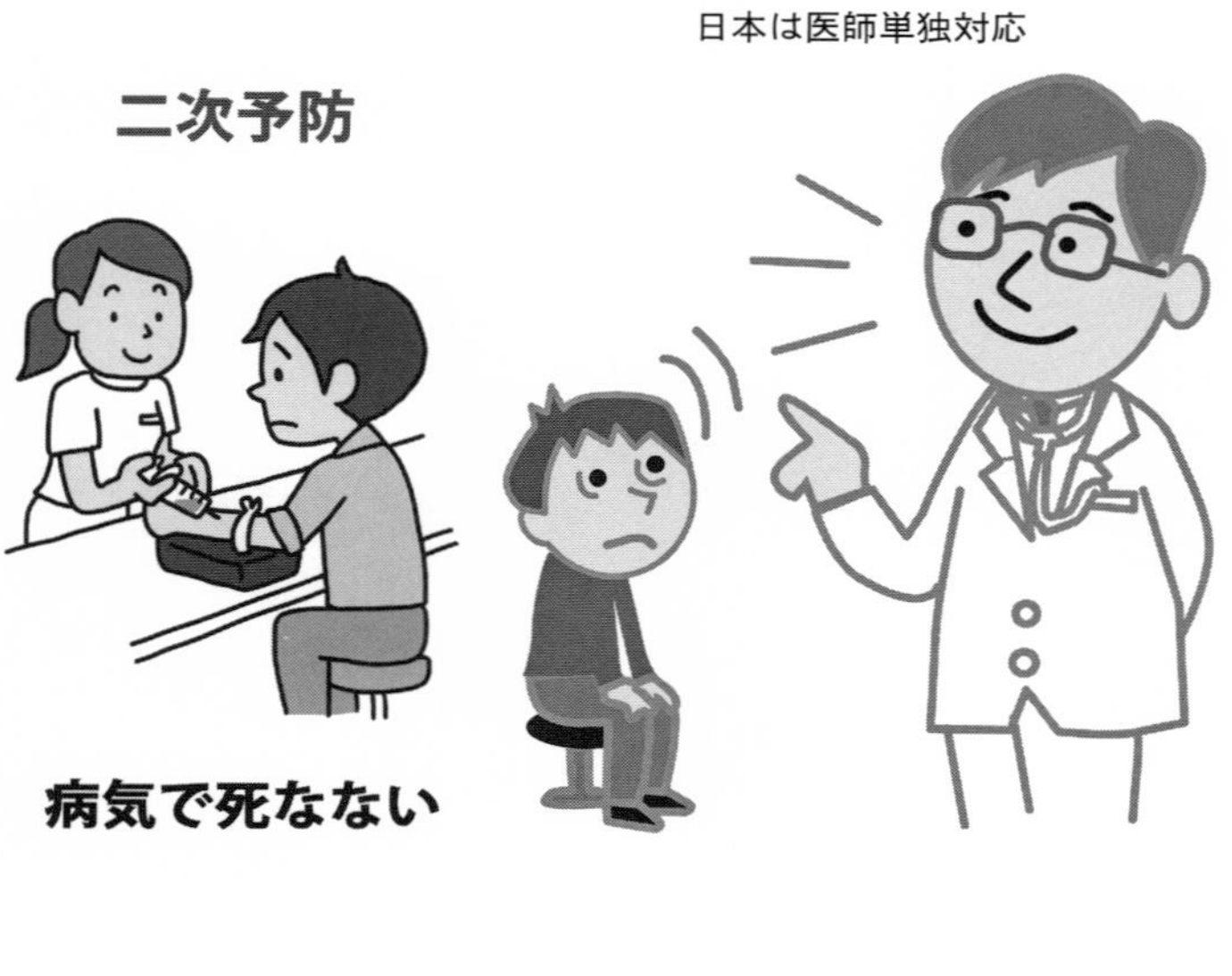
日本は医師単独対応
二次予防
病気で死なない

ん、病気にならない一次予防のほうが医療費は安価になります。本人の健康状態も、そちらのほうが圧倒的によいでしょう。

また、日本でガン治療と言えば、「手術」、「抗がん剤治療」、「放射線治療」が基本となっています。私はこの「三大治療」を否定するつもりはありませんが、それだけですべてのガンを治すことが難しいのも事実です。また、患者に対しても、ガンを叩くことばかりに目標が置かれており、患者自身が置き去りになっているように思えます。

さらに、ガン患者さんに対して、医師、薬剤師、栄養士、心理療法士らがチームを組んで対応しているアメリカでの医療現場の話を聞くこともありません。多くが医師単独での対応となっています。その医師が経験豊富で広い知識をもっておればいいのですが、西洋医学しか学んでいない、三大療法しか知らない医師が多いのではないでしょうか。医師の知識が乏しければ、医師の知らない療法はすべて否定されてしまうのです。

このような実態が、日本でガン死亡者の減らない一因になっているように思えます。日本には優れた医師がたくさんいるなど、素晴らしい医療環境があります。これに加えて栄養学を取り入れたり、病気にならない一次予防となる食育指導、そして代替医療の導入などを図ればさらに優れたものになり、ガンによる死亡率は低下に向かうはずです。

現在、我が国の医療費は破綻寸前となっています。すぐにでも、ガン死亡率を低下させているアメリカを見習い、本格的な栄養学コースや代替医療を医大に導入することを切望します。そして、栄養指導などにも保険点数を付けるような医療政策に転換し、栄養学などをベースとした「病気にならない一次予防医学」に力を入れれば国民はより健康になり、医療費も低減し、「薬漬け医療」から脱却できるはずです。古代ギリシャの「西洋医学の父」と言われるヒポクラテス（紀元前四六〇頃〜紀元前三七〇頃）も言っています。「汝の食事を薬とし、汝の薬は食事とせよ」と（ネット上の「ヒポクラテス名言」より）。

アメリカは日本食、日本は欧米食

先ほども述べましたが、アメリカでは健康食として日本食に関心が集まっているのに、日本では逆に、若者を中心としてファストフードなどの欧米食が人気となっています。このような状態のままとすれば、将来どのような結果が待ち受けているでしょうか？　沖縄県を例に挙げて紹介しましょう。

沖縄県の平均寿命は一九八五年まで全国トップで、十数年前には、長寿の秘密である健康的な食生活、ストレスの少ないライフスタイルなどが紹介されている本が各国語に翻訳されるなど、世界的なベストセラーになったこともあります。しかし、二〇一五年、厚生労働省が発表した都道府県別平均寿命によると沖縄県は、男性三六位、女性は七位でした。短期間で後退してしまった原因は何でしょうか？

琉球大学の研究者らによれば、従来の沖縄県の食生活は質素なもので、サツマイモ、大豆、昆布をよく食べるほか、ゴーヤなどの野菜がもちろん豊富で、「ハレの日」には豚肉を食べるといったような食生活でした。それが、アメリカ占領期にファストフードやスパムミートなどといったジャンクフードが日常食に入り込み、高カロリー・高脂肪食をよく食べるようになりました。

その結果、二二〜六九歳の男性における肥満率は全国一位となっています。さらに、六五歳未満の働き盛り世代の死亡率が、男女ともにワースト一位（二〇一五年）なのです。もうお分かりですよね。これが平均寿命を引き下げた要因なのです。

しかし、同じ沖縄県でも特異な地域があります。それは北部地域で、一〇〇歳以上の長寿者が多いエリアです。これらの地域では、昔と同じく、ゴーヤや昆布などを日常的に食べるといった食生活が維持されています。

以上のことから、食生活が平均寿命に大きく影響を及ぼしていることは明らかなようです。ここでは沖縄県の事例を紹介したわけですが、日本全国でも沖縄県と同じように食の欧米化が進んでいます。つまり、ほかの県でも、これから沖縄県に追随する恐れがあるということです。この事実についてよく考えて、身体によい食生活を目指したいものです。

アメリカでは代替医療が普及している

先に述べたようにアメリカでは、国家レベルで漢方薬、ハーブ療法、アロマ療法、鍼灸などを活用した代替医療に取り組んでいます。一九九〇年の代替医療の受療調査を見ると三人に一人が受療しており、その件数は四億二七〇〇万件となり、プライマリケア医師（かかりつけ医師）への受療三億八八〇〇万件を上回っています。

さらに、自己負担分額は一三七億ドルで、現代西洋医学の自己負担分額一二八億ドルを上回っていることが分かりました。その後、一九九七年の調査によると、四二・一パーセントの人が代替医療を受け、受療件数は六億二九〇〇万件と、さらに代替医療の受療が増えていました。

イギリス、フランスでも代替医療が普及

少し古いですが、イギリスにおける一九八五年の調査では七人に一人が代替医療を受療しており、一九九一年の調査では、それが四人に一人と増えています。また、一四パーセントの医師が実践しており、四〇パーセントの医師が修練を希望していると言います。このように、年々代替医療の普及が進んでいるのです。

また、フランスでも、全国民の三分の一以上が代替医療を受療していると報告されています。そして、ホメオパシー(1)、鍼、アロマセラピー、温泉療法、カイロプラクテックなどがよく実践されています。フランスの特徴は医師自身が実践していることにありますが、いくつかの大学には自然療法や植物療法の養成コースが設けられています。

そして、私が訪れたブラジル・サンパウロで「神のキノコ」を医療現場に取り入れているエドワルド・ランバート医師（九ページ参照）に話を聞くと、「西洋医学の医師よりもオメオパティア（自然療法）ほうが人気である」と言っていました。それが理由で、エドワルド

(1)（Homöopathie）「同質療法」とか「同種療法」とも言われます。かかっている病気や症状を起こしうる薬（や物）を使って、その病気や症状を治すことができるという原理のもと、一七九六年にドイツ人ザムエル・ハーネマンがが提唱した代替医療のことです。

医師自身も西洋医学から自然療法に転じたのです。

一方の日本では、みなさんもご存じのように、西洋医学の医師が圧倒的に多い状態となっています。代替医療を取り入れている医師はごく僅かでしかありません。

ノーベル賞を受賞したことで「免疫療法」に注目が集まる

ところで、うれしい話題があります。二〇一八年、京都大学名誉教授の本庶佑《ほんじょたすく》先生が、ガン免疫療法でノーベル生理学・医学賞を受賞したことです。これまでの手術、抗がん剤治療、放射線治療というわゆる標準治療に認められていなかった免疫療法が世界で評価されたのです。免疫療法は、従来の抗がん剤のようにガン細胞を直接攻撃するのではなく、ガン細胞が低下させた免疫力を回復させるという治療法です。

ガンは「免疫力の低下」で発症すると考えられているにもかかわらず、これまでの標準治療には「免疫を上げる」という発想がありませんでした。この免疫療法は、日本のガン医療にとってとても画期的なことであり、人間が本来もっている免疫力を高めるというものです。

この方法を取り入れるだけで、ガン治療は大きく改善され、患者の満足度も大きく上がります。将来、この免疫療法がガン医療の主流になると思われます。まずは、医療現場や患者自身の「免疫」に対する意識改革が望まれます。

参考までに述べると、バランスのよい栄養素を含む食事、適度な運動、心のもち方などを変えるだけでも免疫力の向上につながります。これらを医療の一環として現場に取り入れたら患者の満足度も上がると確信していますが、そのような医療機関はまだ少数のようです。

病気の約九割はストレスが原因

ところで、なぜガンにかかってしまうのでしょうか？　アメリカの医療統計によれば、「病気の約九割はストレスが原因」と言われています。日本でも、「ストレスは万病のもと」と言われていることはご存じですよね。

また、ガンと二一世紀の大問題と言われている認知症とは「逆相関」にあることが知られています。具体的には、ガン患者には認知症の症状を示す人が少なく、同時に認知症患者にはガンを発症している人が少ないのです。因果関係はまだ証明されていませんが、強いストレスを感じている人は免疫細胞の機能が低下した結果ガンになり、他方、認知症になってストレスから解放され、免疫細胞の活性が高まっている人はガンになりにくいということです。

どうやら、ストレスが免疫細胞に影響を及ぼし、ガンにかかる要因となっていることは確かのようです。

二〇一七年、ジョンズ・ポプキンス大学（アメリカ）のチームが科学雑誌「サイエンス」に発表した研究内容も紹介しましょう。それによれば、ガンを引き起こす原因のなかで、遺伝子のコピーミスは六六パーセント、環境が二九パーセント、そして遺伝要因はわずか五パーセントであると報告しています。

しかし、遺伝子の傷は一度に形成されるわけではなく、時間をかけて徐々に進みます。その間、ガンができるきっかけは一つではなく、喫煙、食事、肥満、運動不足、ストレス、大気汚染、紫外線、ウイルスなど、複数のことがかかわってきます。

ガンの発生要因は？

ガンは体の中が平穏な状態で発生することは滅多にありません。細胞がガン化するためには、何か引き金となる要因が存在しているのです。それは、加齢、喫煙、飲酒、肥満、ある種の病原体に慢性的にさらされている状態、いわゆる「暴露」です。ここで、「国立がん研究センター」のホームページ（二〇二二年一〇月アクセス）から、ガンの発生要因の一部を抜粋して要約紹介しておきます。

ガンは、さまざまな要因によって発症していると考えられており、そのなかには予防できるものも多く含まれています。日本人では、男性のガンの四三・四パーセント、女性のガンの二五・三パーセントは、ここに挙げた生活習慣や感染が原因であると考えられています。そのうち、大きな原因は、喫煙（男性：約二三・六パーセント、女性：約四・〇パーセント）と感染（男性：約一八・一パーセント、女性：約一四・七パーセント）で、そのほかのものは比較的小さいと報告されています。

ここでは、喫煙、飲酒、食物・栄養、身体活動、体格、感染などについて、日本や海外の研究結果から科学的に明らかにされているガン要因の説明をしていきます。

①**喫煙**――これまでの研究から、タバコが肺ガンをはじめとするさまざまなガンの原因となることが科学的に明らかにされています。また、タバコを吸うと、本人だけでなく、吸わない人にも健康被害を引き起こす要因となります。

ガンを予防するためには、タバコを吸わないというのがもっとも効果的です。現在タバコを吸っている人も、禁煙することによってリスクを下げることができます。

②飲酒——飲酒は口腔、咽頭、喉頭、食道、大腸、肝臓、乳房のガンのリスクを上げる、と報告されています。飲酒によって体内に取り込まれたエタノールは、動物での発がん性が示されているアセトアルデヒドに代謝されるため、ガンの原因になると考えられています。また飲酒は、免疫機能を抑制するとともに、エストロゲン代謝へ影響を及ぼすこと、食事が偏り栄養不足につながることから、ガンの原因になると報告されています。なお、喫煙者が飲酒をすると、食道ガンやガン全体の発症リスクがとくに高くなることが分かっています。

③食物・栄養——牛・豚・羊などの赤肉や加工肉は、大腸ガンのリスクを上げるとされています。また、食物繊維を含む食品が大腸ガンのリスクを下げ、中〜高強度の身体活動が結腸ガンのリスクを下げるとされています。

野菜・果物にはカロテン、葉酸、ビタミン、イソチオシアネートなどさまざまな物質が含まれており、これらの成分が発ガン物質を解毒する酵素の活性を高める、あるいは生体内で発生した活性酸素などを消去すると考えられています。

そして、塩蔵食品は胃ガンのリスクを上げる「可能性が大きい」と報告されています。高濃度の塩分は胃粘膜を保護する粘液を破壊し、胃酸による胃粘膜の炎症や、ヘリコバクター・ピロリ（ピロリ菌）の持続感染を引き起こすことで胃ガンのリスクが高まると考えられています。また塩蔵食品は、塩分だけでなく亜硝酸やニトロソ化合物などの発がん物質を含んでいるため、胃ガンのリスクを高めると考えられています。

④ **運動**――運動は、結腸ガンのリスクを確実に下げ、閉経後乳ガンと子宮体ガンのリスクを下げる可能性があると報告されています。その理由としては、肥満の解消、血糖を下げるホルモンであるインスリンの働きの改善（インスリン抵抗性の改善）、免疫機能の増強、脂質の吸収などを調節する胆汁酸の代謝に対する影響があると考えられています。

⑤ **体格**――体格によっては、以下のリスクが「確実」に上がると報告されています。

・肥満――食道・膵臓・肝臓・大腸・乳房（閉経後）・子宮体部・腎臓のガン
・成人後の体重増加――乳房（閉経後）のガン
・高身長――大腸・乳房・卵巣のガン

肥満が発ガンに及ぼすメカニズムは多様であると考えられていますが、脂肪組織中からエストロゲン（女性ホルモンの一種）が産生《さんせい》されることで、子宮体ガンや閉経後乳ガンのリスクが上がると考えられます。また、肥満に伴ってインスリンが十分に働かなくなり、過剰に分泌されてしまう高インスリン血症が起きたり、細胞の増殖・分化を促進するインスリン様《よう》成長因子《せいちょういんし》（インスリンと配列が高度に類似したポリペプチド）が持続して増加するために、結腸ガンなどのリスクが上がると考えられています。

一方、日本人などのアジア人を対象とした研究結果からは、痩せすぎによってガンのリスクが上がることも観察されています。これは、栄養不足に伴う免疫機能の低下や、抗酸化物質の不足などによるものと推察されます。

⑥ **感染**――感染は、日本人におけるガン原因の約二〇パーセントを占めると推計されています。その内容として、日本人ではB型やC型の肝炎ウイルスによる肝ガン、ヒトパピローマウイルス（ＨＰＶ）による子宮頸ガン、ヘリコバクター・ピロリ（ピロリ菌）による胃ガンなどがその大半を占めています。

ガンの要因の一つに、過剰な活性酸素種

ガン要因の一つとして、過剰な活性酸素種の発生が挙げられます。

通常、人間が呼吸をするとき、体内に取り込まれる酸素の一パーセント程度は活性酸素種

となり、細菌などから身体を守る働きがあります。しかし、取り込まれた過剰な活性酸素種は、体内のタンパク質と反応してその機能を損なったり、脂質を酸化して過酸化脂質を生じさせたり、遺伝子の損傷を引き起こしたりするのです。そして、老化、ガン、動脈硬化、生活習慣病などの原因になると考えられています。

また、ストレス、紫外線、喫煙、過度の飲酒、酸化した食品（古い油）なども活性酸素種を過剰に生成させてしまいます。体内においてできる活性酸素は以下のようになります。

❶　スーパーオキシドラジカル
❷　過酸化水素
❸　一重項酸素
❹　ヒドロキシルラジカル

❹のヒドロキシルラジカルが最悪の活性酸素で、発ガンとの関連が深いです。また、❸の一重項酸素も悪性度が高い活性酸素です。❶と❷を消す酵素は体内でつくられますが、悪性度の高い❸と❹を消す酵素は体内ではつくられません。よって、抗酸化作用をもつ食品から摂取する必要があります。

細胞がガン化する仕組み

細胞がガン化する仕組みについても考えてみましょう。

私たちの身体は約三七兆個（他説あり）もの細胞からできています。ガンは普通の細胞から発生した異常な細胞の塊です。正常な細胞は、身体や周囲の状態に応じて増えたり、増殖をやめたりします。たとえば、皮膚の細胞は、ケガをすれば増殖して傷口をふさぎますが、傷が治れば増殖を停止します。

一方、ガン細胞は、身体からの命令を無視して増え続けるのです。勝手に増えてしまうので、周囲の大切な組織が壊れたり、本来であればガンの塊がない組織でも増殖するのです。

多段階発ガン

ガン細胞は、正常な細胞の遺伝子に二個から一〇個程度の傷がつくことによって発生します。これらの遺伝子の傷は、一度に誘発されるわけではなく、長い時間をかけて徐々に誘発されるということも分かっています。正常な状態からガンに向かって徐々に進むことから

「多段階発ガン」と言われています。

傷がつく遺伝子の種類として、細胞を増殖させるアクセルの役割をする遺伝子が、必要とされないときでも踏まれたままの状態になるような場合の「ガン遺伝子の活性化」と、細胞増殖を停止させる遺伝子にブレーキがかからなくなる場合の「ガン抑制遺伝子の不活化」があることも分かっています。

遺伝子の突然変異

遺伝子の傷は、ＤＮＡ（デオキシリボ核酸）遺伝子本体の傷を意味します。人間の細胞のなかにはＤＮＡが存在しており、そこに私たちの情報が暗号として記録されています。遺伝子の突然変異とは、この暗号にまちがいが生じることを意味します。タバコ、食物の焦げ、紫外線など、さまざまな外的要因（発ガン要因）が遺伝子の突然変異を引き起こすことが分かっています。

このように、細胞がガン化する仕組みについて解明されつつあることは、私たちにとっては安心材料が増えることになりますので喜ばしいのですが、それ以上に期待されるのが、やはり治療法に関する意識改革でしょう。

ガンが転移する仕組み

ガンが原発巣で大きくなると、中心部に酸素や栄養が行きわたらなくなるためガン細胞は壊死してしまいます。そのため、さらに数を増やしていくためには、その一部を別の場所に「移住」する必要が出てきます。これが「ガンの転移」と呼ばれるものです。まるで意志をもっているかのようですが、転移するためにはリンパ官か血管に入り込む必要があります。よって、ガン細胞が最初に転移するのはリンパ節となります。そこで悪性度を増したガン細胞は、原発巣からさらに離れた遠隔地への転移を試み、今度は血流に乗って身体中のあちこちに移動しようとします。しかし、リンパ管も血管も、そこにいるナチュラルキラー細胞を中心とした免疫細胞の攻撃によってガンを死滅させるはずなのですが、短時間でそこから脱出したガン細胞のみが生存し、転移となるのです。まるで、戦国時代の城攻めのような感じです。

ガン細胞が転移しやすい場所は原発臓器によって変わってきます。胃から大腸に至る消化管やすい臓の血液は門脈に戻ります。したがって、胃ガン、大腸ガン、すい臓ガンは、門脈の血流に乗ってまず肝臓に転移します。

一方、消化管以外の臓器から発生したガン細胞は門脈を通らず、下大静脈や上大静脈から

郵便はがき

料金受取人払郵便

新宿北局承認

6524

差出有効期間
2024年3月
31日まで

有効期限が
切れましたら
切手をはって
お出し下さい

169-8790

260

東京都新宿区西早稲田
3—16—28

株式会社 **新評論**
SBC（新評論ブッククラブ）事業部 行

お名前	年齢	SBC会員番号 L 番
ご住所 〒 — TEL		
ご職業 E-maill		
●本書をお求めの書店名（またはよく行く書店名） 書店名		
●新刊案内のご希望 □ ある □ ない		

SBC（新評論ブッククラブ）のご案内

会員は送料無料！各種特典あり！詳細は裏面に

SBC（新評論ブッククラブ） 入会申込書	※✓印をお付け下さい。 → SBCに 入会する□

読者アンケートハガキ

●このたびは新評論の出版物をお買い上げ頂き、ありがとうございました。今後の編集の参考にするために、以下の設問にお答えいただければ幸いです。ご協力を宜しくお願い致します。

本のタイトル

●この本をお読みになったご意見・ご感想、小社の出版物に対するご意見をお聞かせ下さい
（小社、PR誌「新評論」およびホームページに掲載させて頂く場合もございます。予めご了承ください）

SBC（新評論ブッククラブ）のご案内
会員は送料無料！各種特典あり！お申し込みを！

当クラブ（1999年発足）は**入会金・年会費なし**で、会員の方々に弊社の出版活動内容をご紹介する**月刊PR誌「新評論」**を定期的にご送付しております。

入会登録後、弊社商品に添付された**読者アンケートハガキを累計5枚**お送りいただくごとに、全商品の中からご希望の本を**1冊無料進呈**する特典もございます。

ご入会希望の方は小社HPフォームからお送りいただくか、メール、またはこのハガキにて、お名前、郵便番号、ご住所、電話番号を明記のうえ、弊社宛にお申し込みください。折り返し、SBC発行の「**入会確認証**」をお送りいたします。

●**購入申込書**（小社刊行物のご注文にご利用下さい。その際書店名を必ずご記入下さい）

書名　　冊

書名　　冊

●ご指定の書店名

書店名　　都道府県　　市区郡町

心臓に戻り、肺動脈を通って肺に至ります。肺に転移したガンは、さらに肺静脈に乗って心臓に戻って大動脈から全身に運ばれます。肺ガンは、このように経路を辿って脳に転移するケースが多いのです。

肝臓以外の臓器にできたガン（原発巣）が肝臓に転移した状態を「転移性肝ガン」と言いますが、そのなかには、肝臓を離れて全身に流れ、再び肝臓に転移するというものもあります。

ここでは、日本のガン医療やガンの実態やガンの発生原因について説明をしました。ガンにかかったことがあるという人にとっては「教養」とも言える内容でしょうが、まだかかっていない人にとっては大いに参考になったのではないかと思っております。日々の生活においてここで触れたことを意識していただき、くれぐれも健康に注意してください。

いよいよ次章では、「神のキノコ」の特長について説明していきます。

第5章　「神のキノコ」の特長

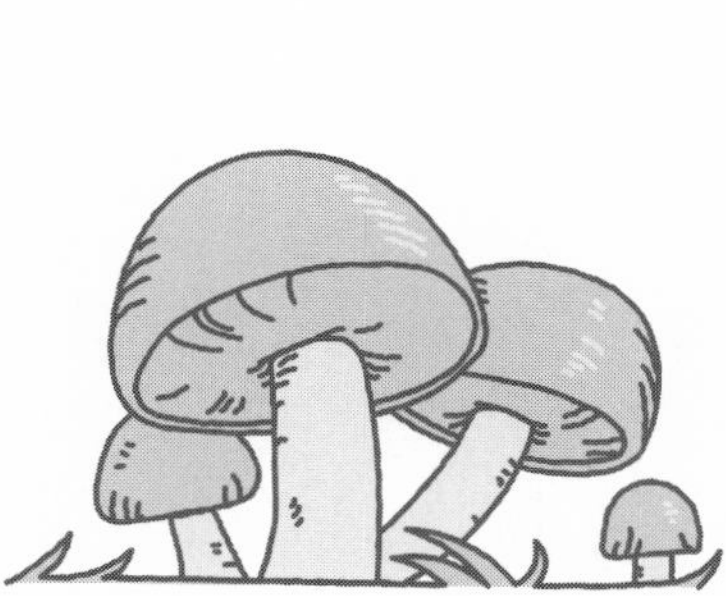

ガンが消えたメカニズムの解明を目指し、一九九六年より広い視点からの研究が進み、その成果は国際論文として三二本（二〇二二年現在）に上っています。本章では、免疫以外のガンに関連すると思われる項目に絞り込んで、その研究成果を紹介していきましょう。なお、論文というものは研究者のために書かれていますので、「示唆された」などといった論文用語や専門用語が出てきます。極力分かりやすい表現に言い換えましたが、難解な箇所は大まかにご理解ください。

薬用キノコは加工するな！

一九九六年より、日本において薬用キノコ研究歴ナンバー1の実績を誇り、私の母校でもある東京薬科大学の第一微生物学教室（現・免疫学教室）と共同研究をはじめました。この研究室は、薬用キノコの研究において、それまでに約二〇年という実績があります。当時の研究室は、宿前利郎《やどまえとしろう》教授と大野尚仁《おおのなおひと》助教授（当時）のコンビです。しばらくしてから宿前教授に言われた言葉、「薬用キノコは加工するな！」を今でもよく覚えています。

西洋医学の視点では、「薬用キノコがもっているどの成分に薬効があるのか？」が解明のポイントになります。そして、効くと思われる成分をより純粋にして特定しなければなりません。特定した成分においてデータをとる必要があるのです。しかし、それを純粋（ピュア）にする工程においてほかの薬効成分が削ぎ落されてしまいます。非常にもったいない話です。とはいえ、これが西洋医学における研究開発の原理原則であり、重要なポイントなのです。

昔のクレスチンは効いた！

これに関連する話として、二〇年にわたって各種薬用キノコを研究してきた宿前教授は、一つの実例を紹介してくれました。

抗がん剤である、経口投与（口から飲む）のクレスチンの話です。クレスチンはカワラタケとい

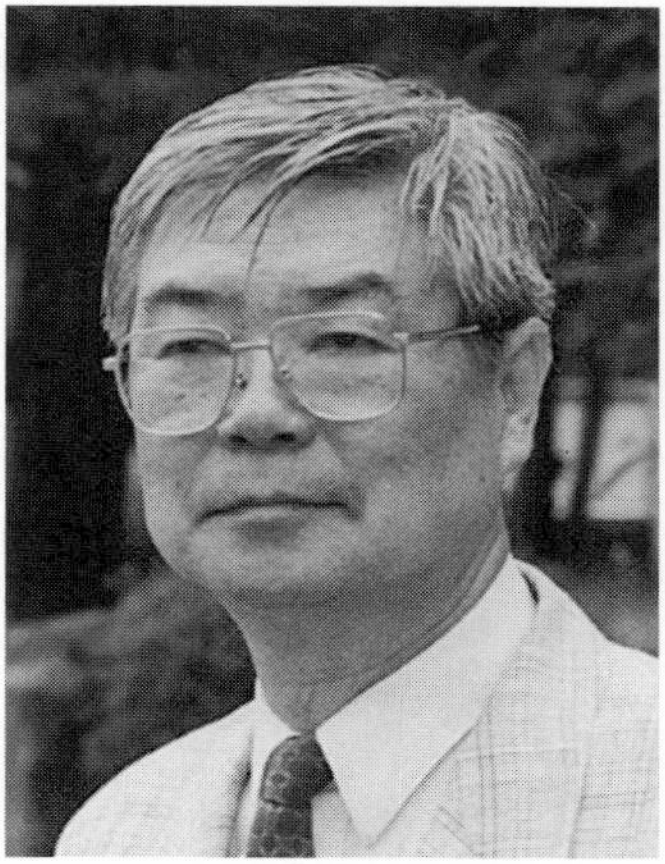

宿前敏郎先生（1996 年当時）

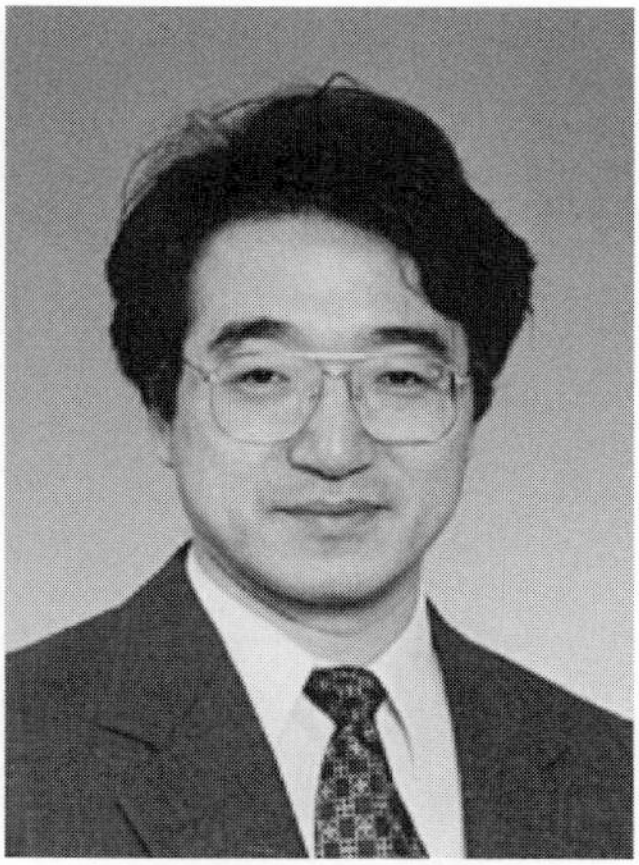

大野尚仁先生（1996 年当時）

うキノコから日本で開発された医薬品です。「以前のクレスチンの粉末は灰色だった。そのときはすごく効いた」と言うのです。それをよりピュア（純粋）にしようと分画精製を繰り返した結果、白色粉末は得られたのですが、効果は下がったそうです。

そして、「キノコは自分がもっている多種多様な成分の総合力で効力を発揮すると思われるので、純粋にするとか、エキスにするような加工は最初からするな！」と言うのです。

漢方薬に近い考え方です。キノコに含まれている一成分ではなく、数多くの成分の総合力で薬理効果を発揮するという、薬用キノコを研究してきた実績から発せられた宿前《やどまえ》教授の言葉です。そして、宿前教授の考えに従って、キノコを抽出物とかエキスにするのではなく、乾燥キノコのままで研究がスタートしました。

「神のキノコ」の学術名は？

第1章で紹介した菌株開発者のジルベルト（七ページ参照）が、「同類のキノコと学名などは同じになるかもしれないが、含有成分も薬理作用も大きく違う」と言っていましたが、その「神のキノコ」の学術名などを調べてみました。

まず真菌は、真核生物の仲間に位置し、門、綱、目、科、属、種、亜種という階級で分類されています。そして「神のキノコ」は、生物分類上は、菌界、担子菌門、ハラタケ綱、ハラタケ目、ハラタケ科、ハラタケ属に属し、標準和名「ニセモリノカサ」と称されるキノコです。

学術名は「*Agaricus blazei*（アガリクス　ブラゼイ）」、「*Agaricus subrufescens*（アガリクス　サブルフェンセス）」などと呼ばれます。ちなみに、国際薬用キノコ学会では「*Agaricus brasiliensis*（アガリクス　ブラジリエンシス）」と呼ばれており、和名としては「カワリハラタケ」、「ヒメマツタケ」とも呼ばれています。

通常名や学術名は同じでも、そのなかには菌株、栽培方法の違い、さらに栽培地の違いがあります。それによって、含まれる成分（栄養素）に大きな差が出てくるのです。「国立健康・栄養研究所」のホームページにある「健康食品の安全性・有効性」という項目では、「アガリクス」について「**菌株、栽培条件や産地により、その特性や含有成分が異なる**」と告知されています。これは、名称が「アガリクス」であっても、栽培条件、産地などが違えば含まれる成分も違ってくるほか特性も異なるので、比較する場合はその点も考慮する必要があるという意味になります。

アガリクスだけでも三二種類

さらに、アガリクスにはたくさんの仲間がいます。世界的なキノコの分類学者ロルフ・シンガー（Rolf Singer, 1904〜1994）の報告によると、三二種類の「アガリクス」名の付くキノコがあると言います。

世界でもよく食べられているマッシュルームも学名は「*Agaricus bisporus*（アガリクス　ビスポラス）」です。ご覧のように、学名に「アガリクス」がつきます。ですから、単純に「アガリクス」と名前がついているからといって抗腫瘍《こうしゅよう》作用などが期待できるわけではないのです。

すぐれた抗腫瘍作用効果を発揮するアガリクスは、**表5-1**にもある「ヒメマツタケ」で、先に登場したポール・スタメッツの本の中では、「Cogmelo de Deus (Mushroom of God)」などと紹介されています。

表5-1　実は32種類も報告されている「アガリクス」

ハラタケ	Agaricus campestris L.Fr	マッシュルーム	Agaricus bisporus
モリノハラタケ	Agaricus silvaticus Schaeff:Fr	シロオオハラタケ	Agaricus arvensis Schaeff:Fr
シロモリノカサ	Agaricus silvicola（Vitt）Sacc	オオハラタケ	Agaricus arvensis var.fulvus
ニセモリノカサ	Agaricus subrufescens Pk	チチジマオオハラタケ	Agaricus silvicola f.immutatus
キハラタケ	Agaricus jezoensis Imai	ウスキモリノカサ	Agaricus abruptibulbus Pk
コハラタケ	Agaricus comtulus Fr	ナカグロモリノカサ	Agaricus praeclaresquamosus
ヒメシロモリノカサ	Agaricus comptulellus Imai	ハハジマモリノカサ	Agaricus hahashimensis
コモリノカサ	Agaricus diminutivus Pk	コムラサキモリノカサ	Agaricus purpurellus Møller
ヒメモリノカサ	Agaricus semotellus Imai	ワニガワタケ	Agaricus crocodilioides kobay
ヒメマツタケ	Agaricus blazei Murrill	ザラエノハラタケ	Agaricus subrutilescens（kauffm）
ツクリタケ	Agaricus bisporus（lange）Imbach	ハラタケモドキ	Agaricus placomyces Pk

（出典）『健康』2000年12月号第1付録、主婦の友社。

論文では「*Agaricus brasiliensis* KA21」、通常名は「KA21アガリクス」

ある日、スーパーの野菜売り場でアガリクスが並んでいるのを目にしました。見た目では、「神のキノコ」と見分けがつきません。そこで、購入して四～五日ほど放置しましたが、変色しませんでした。「神のキノコ」は、収穫後に放置すると自らがもつ強い酸化酵素ですぐに黒く変色してしまうという特長があります。明らかに品質が違います。

また、研究を開始してしばらくしたとき、ある会社がインターネット上において、私たちの研究内容を巧妙に使うといった事例も出てきました。さらに、「露地栽培」と称するアガリクスまで登場しました。しかし、太陽光に当たっていないせいか、ビタミンDは検出されませんでした。

このような状態では、消費者のみなさんが混乱をするのではないかと考えました。そこで、やむなく「神のキノコ」の特殊菌株に「**King・Agaricus21（キング・アガリクス21）**」（略称KA21）と命名して、「独立行政法人 製品評価技術基盤機構 特許生物寄託センター」に登録しました。そして、国際薬用キノコ学会で使われる名称「Agaricus brasiliensis」に合わせて、英論文などの研究報告では「*Agaricus brasiliensis* KA21」とし、二〇〇八年以降に書いた国際論文からこの名称を使用しています。

また、通常名として、「神のキノコ＝ブラジル露地栽培アガリクス」から「KA21アガリクス」に変えることにしました。なお、「キング・アガリクス21（略称KA21）」は、「キング・アガリクスで二一世紀に貢献する」という主旨のもと命名したものです。

ただ、本書中では理解のしやすさを優先したため、時系列に基づいた記述はしておりません。したがって、「神のキノコ」、「ブラジル露地栽培アガリクス」、「KA21アガリクス」と表記されているところがあるかと思いますが、すべて同じ素材を指しています。

「KA21アガリクス」には強い抗酸化力がある

それでは、東京薬科大学との共同研究と、その後に行われた他大学との研究を、主にガンに関連する作用ごとに紹介していきましょう。私たちの身体に、「神のキノコ」、いや新しい通常名の「KA21アガリクス」はどのように働くのでしょうか？　研究関連の話は専門用語が出てきて理解しづらいのが難点です。そこで、少しでも理解していただけることを願って、ガンと身体に関連させた記述としました。

活性酸素種に対するＯＲＡＣ値とＴＥＡＣ値

ガンの要因の一つとして、過剰な活性酸素種の発生が挙げられます。先に紹介したように、通常、人間が呼吸するときに体内に取り込まれる酸素の一パーセント程度は活性酸素種となり、細菌などから守るという働きがあります。しかし、取り込まれた過剰な活性酸素種は、体内のタンパク質と反応してその機能を損なったり、脂質を酸化して過酸化脂質を生じさせるなど、遺伝子の損傷を引き起こしたりもします。このような活性酸素種に対して、「KA21アガリクス」はどのように働くのでしょうか？

アメリカ農務省と国立老化研究所の研究者らは、抗酸化力の新しい指標として「ＯＲＡＣ（Oxygen Radical Absorbance Capacity・活性酸素吸収能力）値」という指標を開発しました。活性酸素吸収能力は、食品中の抗酸化力の分析方法として優れており、データベースが充実している分析方法です。そのため、アメリカにおいてはすでにＯＲＡＣ値が表記されたサプリメントや飲料などが市販されています。

「KA21アガリクス」とほかの食材と比べると、**図5-1**のように、真昆布の約一四〇倍、玄

図5-1　KA21アガリクスのORAC値

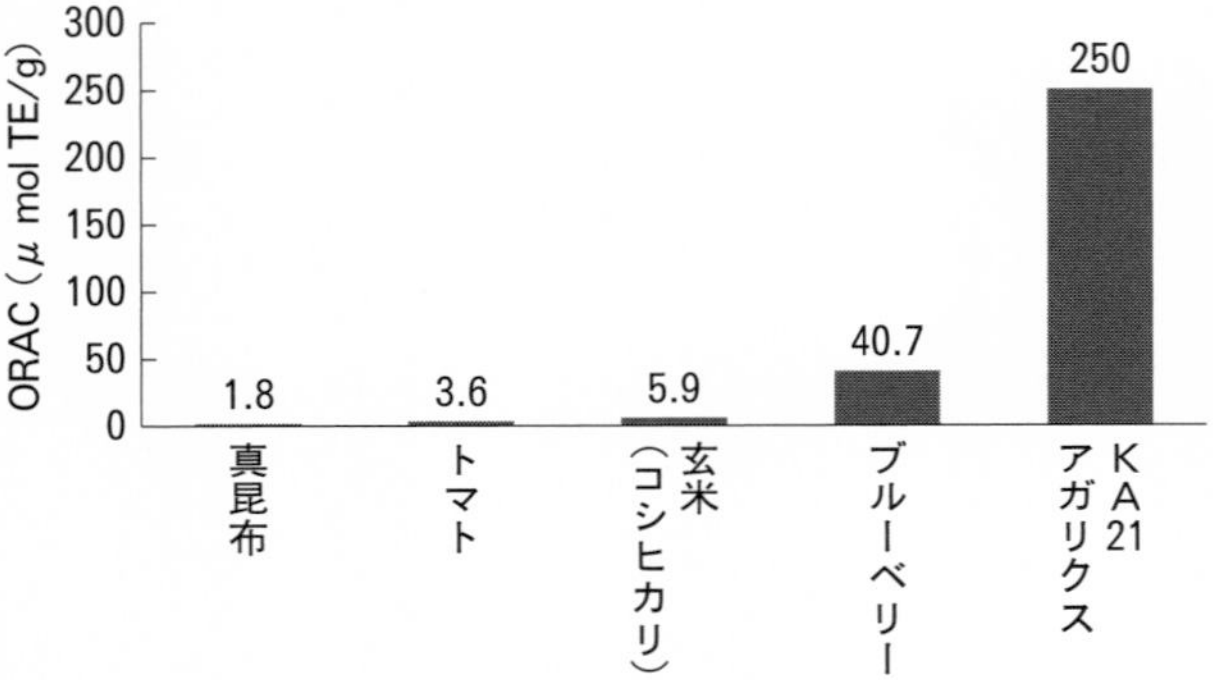

（出典）KA21アガリクス：日本食品分析センター調べ。真昆布：科学研究費助成研究事業 研究成果報告書、トマト・玄米：とやまの農産の抗酸化評価、ブルーベリー：山梨県工業技術センター　研究報告No25（2011）より。

米の約四二倍というORAC値を示したのです。また、食品の抗酸化に関する能力指標の一つとしてTEAC値がありますが、これで霊芝《れいし》などのキノコ、またはハウス栽培のアガリクスと「KA21アガリクス」を比較してみました。

繰り返しになりますが、菌株開発者ジルベルト（七ページ参照）が「ハウス栽培のキノコと学名などは同じになるかもしれないが、含有成分も薬理作用も大きく違うはずだ」と言うように、確かに活性酸素による酸化を抑える力のTEAC値はハウス栽培に比べて約五・五倍の数値を示しました。また、歴史があり、長年愛用されている霊芝の約七倍という数値を示しました。

図5-2　各キノコのTEAC値

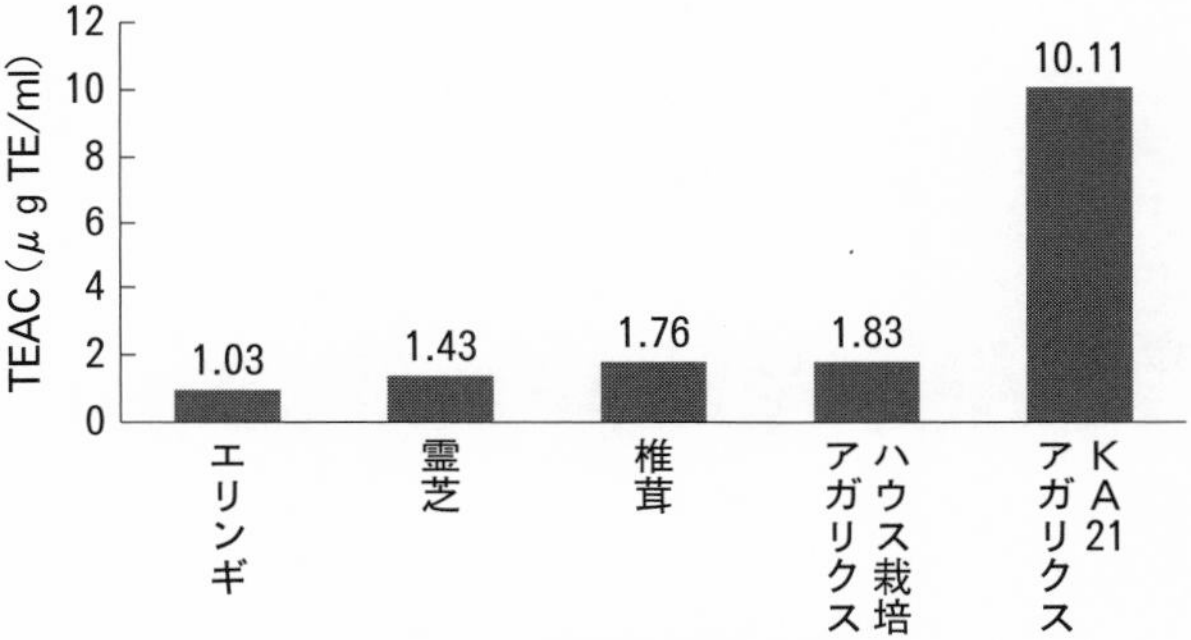

（出典）東京薬科大学調べ。

以上のように、ＯＲＡＣ値とＴＥＡＣ値がいずれもほかの食材と比較して高い数値を示すということは、「KA21アガリクス」が過剰な活性酸素種に対して強い抗酸化力を示し、有効に働くことが期待されるという証明となります。

では、なぜ「KA21アガリクス」は、活性酸素を打ち消す抗酸化力が高いのでしょうか。それは、ブラジルの高地で強い紫外線に対抗するために植物が植物性化学物質（ファイトケミカル）をつくる場合と同じく、キノコ内に抗酸化力の強い化学物質をつくるためではないかと考えられます。それゆえ、活性酸素を吸収する力や抗酸化力が強くなり、過剰な活性酸素種から体内のＤＮＡや細胞膜などが障害を受けるのを防いでいると推察されます。

マウス実験で抗腫瘍効果あり

ガンを消す力について、腫瘍モデルマウスを使った東京薬科大学との共同研究を紹介しましょう。

腫瘍モデルマウスに抗がん剤の「サルコーマ180（1×10^6/mouse）を鼠経部（ネズミの大腿部の付け根にある溝内側の下腹部の三角形状部分）に皮下注射して腫瘍を発生させ、「KA21アガリクス」の冷水抽出物と熱水抽出物を二ミリグラム、三五日にわたって経口（口から）投与して、固形ガンの重量を測定しました。果たして、腫瘍は大きくなるのか、それとも小さくなるのか？　小さくなれば効果があるということになります。

結果は、アガリクスを飲ませない対象群（コントロール群）における腫瘍の大きさ一五グラムに比べて、冷水抽出物を飲ませた群は九・六グラム（阻止率三六パーセント）、一方、

キノコや植物は日光を避けれない

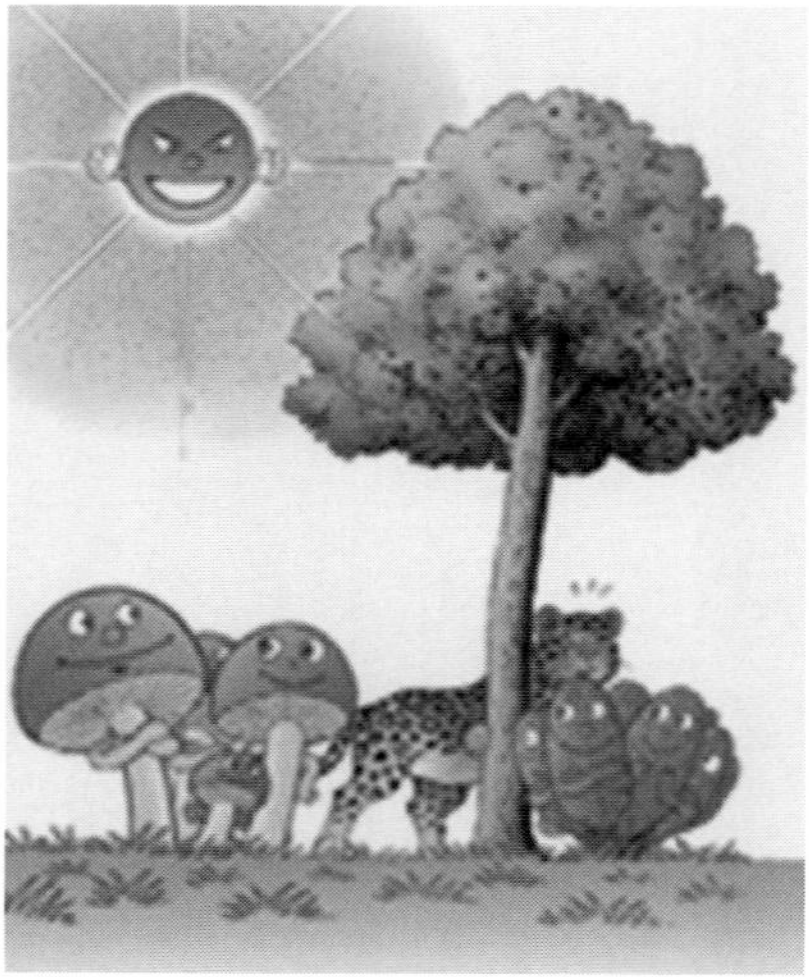

熱水抽出物を飲ませた群は七・九グラム（阻止率四七パーセント）と、腫瘍が小さくなりました。

これはマウスでの実験結果ですが、ガンを縮小させる高い抗腫瘍活性が確認されたということになります。なお、この研究内容は、ある科学誌に英論文として掲載されていますが[1]、詳細を知りたい方は、インターネット上に「PubMed」（世界の学術雑誌の報告を集めたもの）というデータベースがありますので、注に掲載した論文名を入力すると閲覧可能です。もちろん、一般の人もアクセスできますし、日本語翻訳機能も付いています。以後に掲載する論文についても同じですのでご覧ください。

図5-3　腫瘍の大きさ比べ

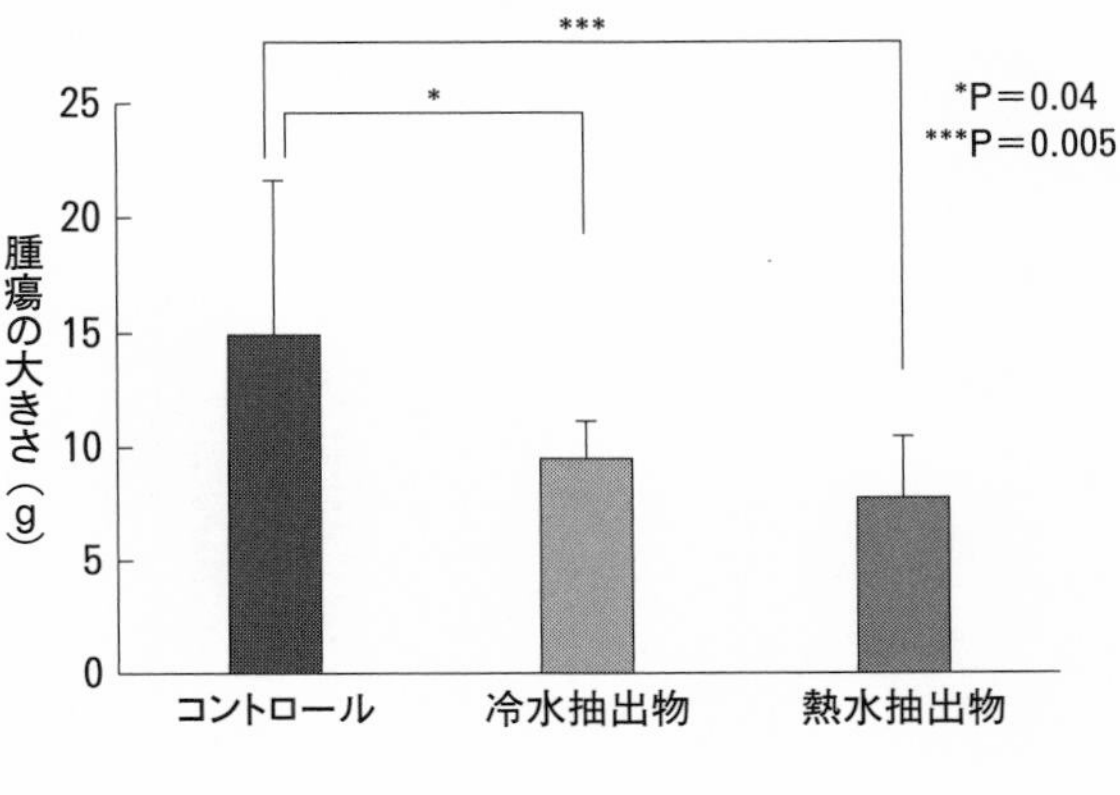

（1）Antitumor β-Glucan from the Cultured Fruit Body of *Agaricus blazei*. *Bio. Pharm. Bull,* 24（7）820–828（2001）。

ストレスに対する自律神経の調整作用あり

「国立がん研究センター」の多目的コホート研究[2]によれば、四〇～六九歳の男女一〇万一七〇八八人(男性：四万八五八八人、女性五万三一二〇人)について、一九九〇年(または一九九三年)から二〇一二年まで追跡調査し、自覚的ストレスの程度およびその変化とガン罹患との関連を調査したところ、調査中に一万七一六一人がガンに罹患しました。長期的に見て、自覚的なストレスレベルが高いとすべてのガンにおいて罹患リスクが高くなり、その関連は男性に強く見られるということです。

前述したように、日本では「ストレスは万病のもと」と言われていますし、アメリカの医療統計では「病気の約九割はストレスが原因」だとされています(一一七ページ参照)。ストレスは、自律神経の調整作用がうまく機能しないとその処理はうまく行われません。自律神経は、交感神経(活動する神経)と副交感神経(休む神経)が必要に応じて切り替わることで健全に機能します。

そこで、東京大学の「食の安全研究センター」とも共同研究を行いました。研究内容は、自律神経のバランスが乱れている高血圧ラットを使って、自律神経の調整作用と臓器の保護作用などに関するものです。

ストレスは交感神経の過緊張を招き、血行不良や免疫力の低下、低体温などといったさまざまな全身症状をつくりだし、前述したようにガンの要因となります。このストレスを軽減するための自律神経の調整作用があるかどうかが、身体が健全に機能するか否かの大切なポイントとなります。

研究では、「露地栽培アガリクス＝KA21アガリクス」入りの餌を与え、五週間後に血圧、心拍数、臓器の保護作用、中性脂肪などを測定しました。

結果は、平均血圧については「KA21アガリクス」の摂取群は、三週目より対象群に比べて低値を示しました。一方、心拍数については、対象群は増加傾向を示し、「KA21アガリクス」群は、減少傾向を示したあとに増加傾向を示しましたが、対象群よりは継続して低値でした。

研究に使われた「高血圧自然発症ラット」とは、先天的に交感神経の活動が高まりすぎて

(2)　分析疫学における手法の一つで、特定の要因に曝露した集団と曝露していない集団を一定期間追跡し、研究対象となる疾病の発生率を比較することで要因と疾病発生の関連を調べるという観察研究の一種です。「要因対照研究」とも呼ばれています。

高血圧症が進行し、心拍数も高くなるラットです。それが、「KA21アガリクス」の投与によって血圧も心拍数も抑制されたということは、「高血圧の低下作用」および「自律神経の乱れによる不調改善（ストレス軽減）効果」が期待されるということです。「KA21アガリクス」が交感神経の活動を抑え、自律神経のバランスに関する正常化によい影響を与えていると考えられます。

心臓の保護作用もある

ガンになると体力が落ち、体内の臓器もダメージを受けます。では、体内の臓器に対して「KA21アガリクス」はどのような作用を示すのでしょうか？

ここで示すのは、同じく東京大学との共同研究です。「高血圧自然発症ラット」を使ったもので、「臓器の保護

図 5-4　平均血圧の変化

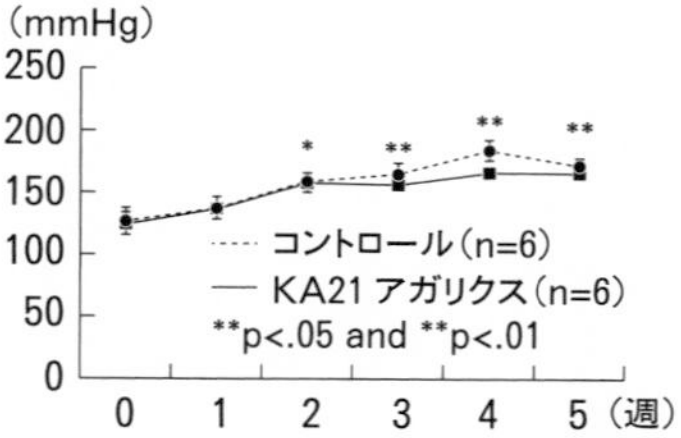

KA21 アガリクス群は、摂取3週目より対照群に比べて低値を示しました。

図 5-5　心拍数の変化

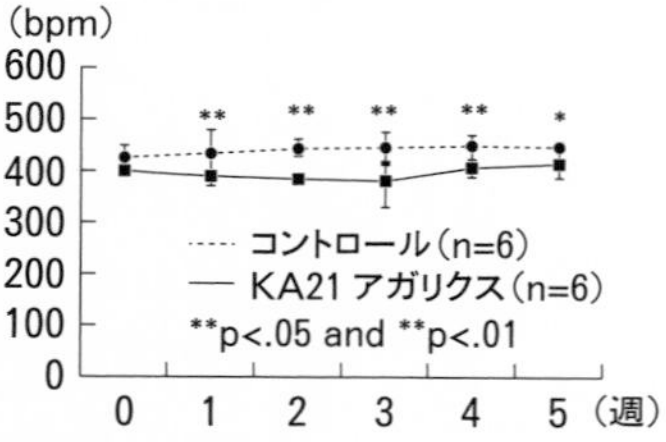

対照群は増加傾向。ＫＡ 21 アガリクス群は、減少傾向を示したあと増加傾向を示しましたが、対照群より継続して低値でした。

作用におけるCK（クレアチンキナーゼ）」の比較です。CKとは、筋肉の収縮におけるエネルギー代謝に関与する酵素のことです。心筋や骨格筋がダメージを受けた際に血液中の数値が高くなります。三つのタイプがあり、心筋に多い「CK-MB」、骨格筋に多く心筋にも存在する「CK-MM」、脳に多い「CK-BB」となっています。

とくに心筋梗塞の診断に重要な指標となっている「CK-MB」は、対象群に比べて「KA21アガリクス」群が極めて低い数値を示しました。つまり、心筋の保護作用があるということです。**図5-4**、**図5-5**のように血圧と心拍数も整えられるため、心臓への負担が減るからだと考えられます。

さらに中性脂肪（TG：トリグリセリド）の変化について見ると、肥満の原因となる中性脂肪は対象群に比べて減少しています（**図5-7**参照）。減少によって血液がサラサラになって循環をスムーズにしますので、心臓への負担減少にもつながります。

図5-6　KA21アガリクスでCK、CK-MBが低下

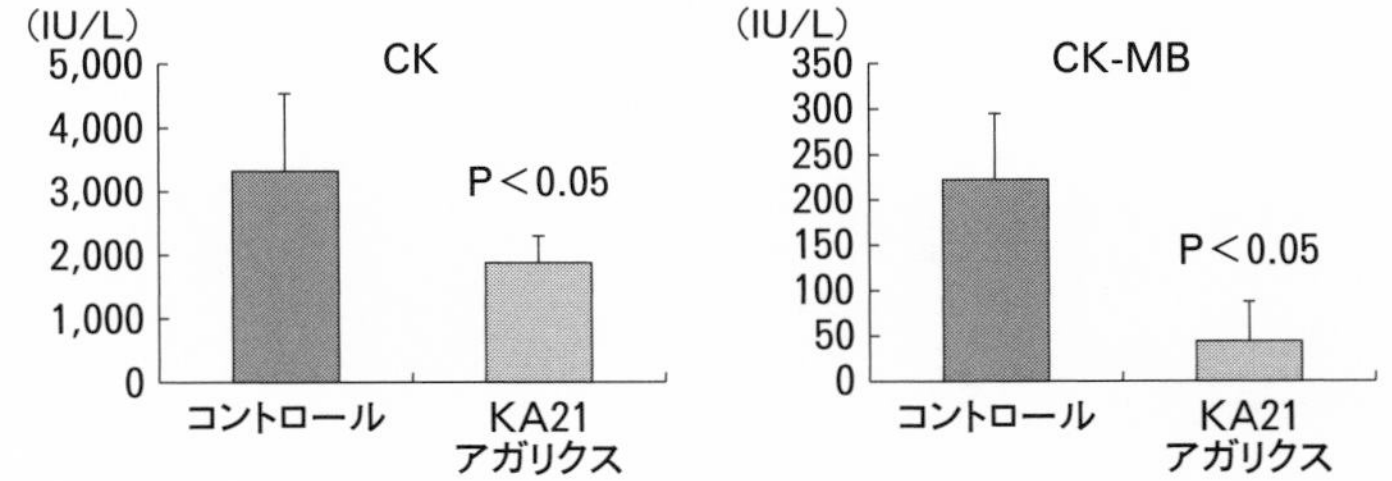

図5–7　中性脂肪（トリグリセリド）の変化

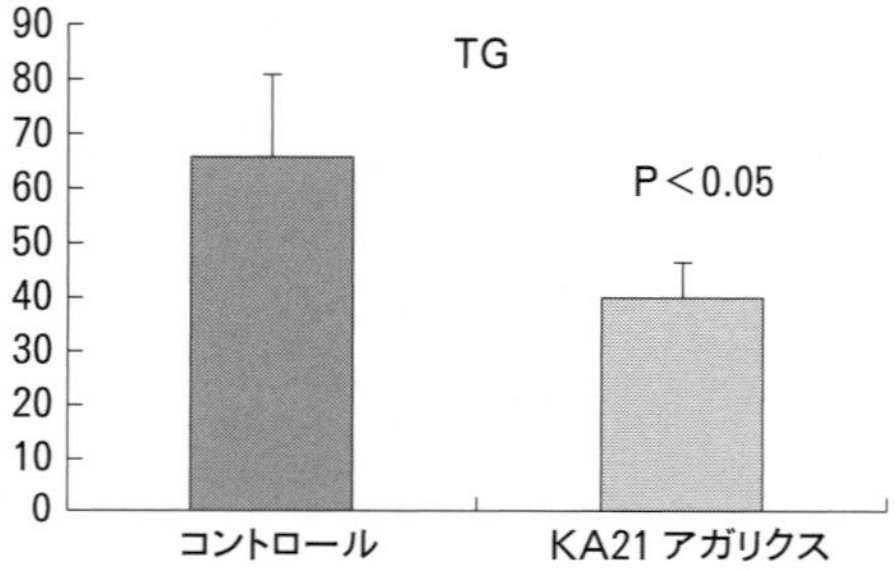

図5–8　体重の変化

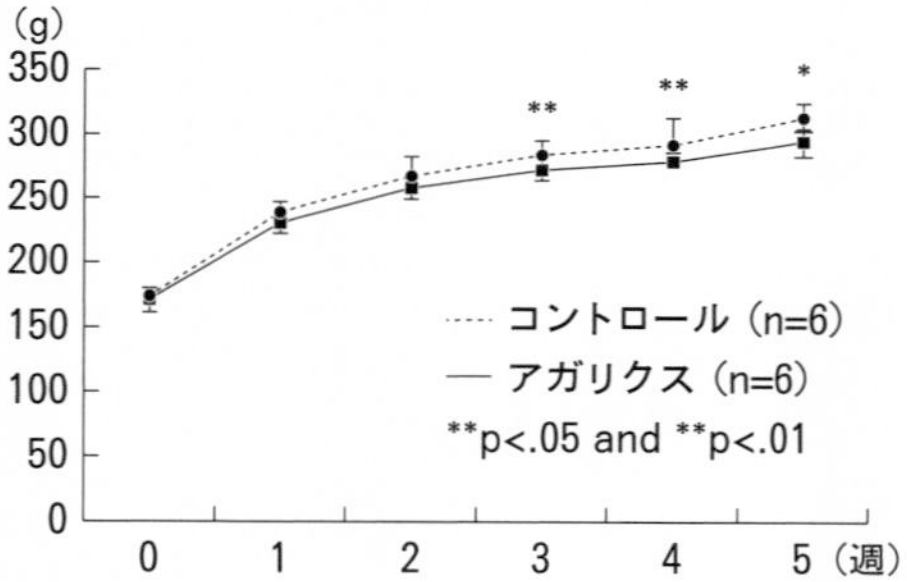

一方、体重の変化について見ると、食べた餌の量は同じでしたが、図5–8に示したように、KA21アガリクス群は対象群よりも少し減少していました。つまり、KA21アガリクス群のほうが生体内での代謝が促進されたと考えられます。

以上のことから「中性脂肪の低下作用」および「全身の臓器・心臓の保護作用」が期待されます(3)。

肝臓の保護作用

心臓と同じく重要な臓器である肝臓の保護作用の研究も行いました。研究実施機関は「東京薬科大学・免疫学教室」です。「KA21アガリクス」とハウス栽培のアガリクスを使っての比較です。KA21アガリクスを三パーセント、もしくは一〇パーセント含むマウス飼料を一〇日間自由に摂取させ、血清各項目および肝組織を観察しました。

みなさんご存じのように、肝臓は「肝心要《かんじんかなめ》」の語源となっている重要な臓器です。肝臓の主な働きは三つあり、一つは身体に必要なタンパク質の合成・栄養の貯蔵、二つ目は有害物質の解毒・分解、そして三つ目が、食べ物の消化に必要な胆汁の合成・分泌です。

三パーセント含有飼料の結果は、KA21アガリクスを摂取した群のみ、肝機能数値ＡＬＴ、ＡＳＴ、ＬＤＨにおいて有意な抑制が認められ、さらに肝臓組織の炎症も減少しました。ま

（3）この研究内容は、下記の科学誌に英論文として掲載されています。*Agaricus brasiliensis* KA21 Improves Circulatory Functions in Spontaneously Hypertensive Rats. *Journal of Medicinal Food, 17* (3) *295-301* (2014)

図 5-9　3% 含有飼料

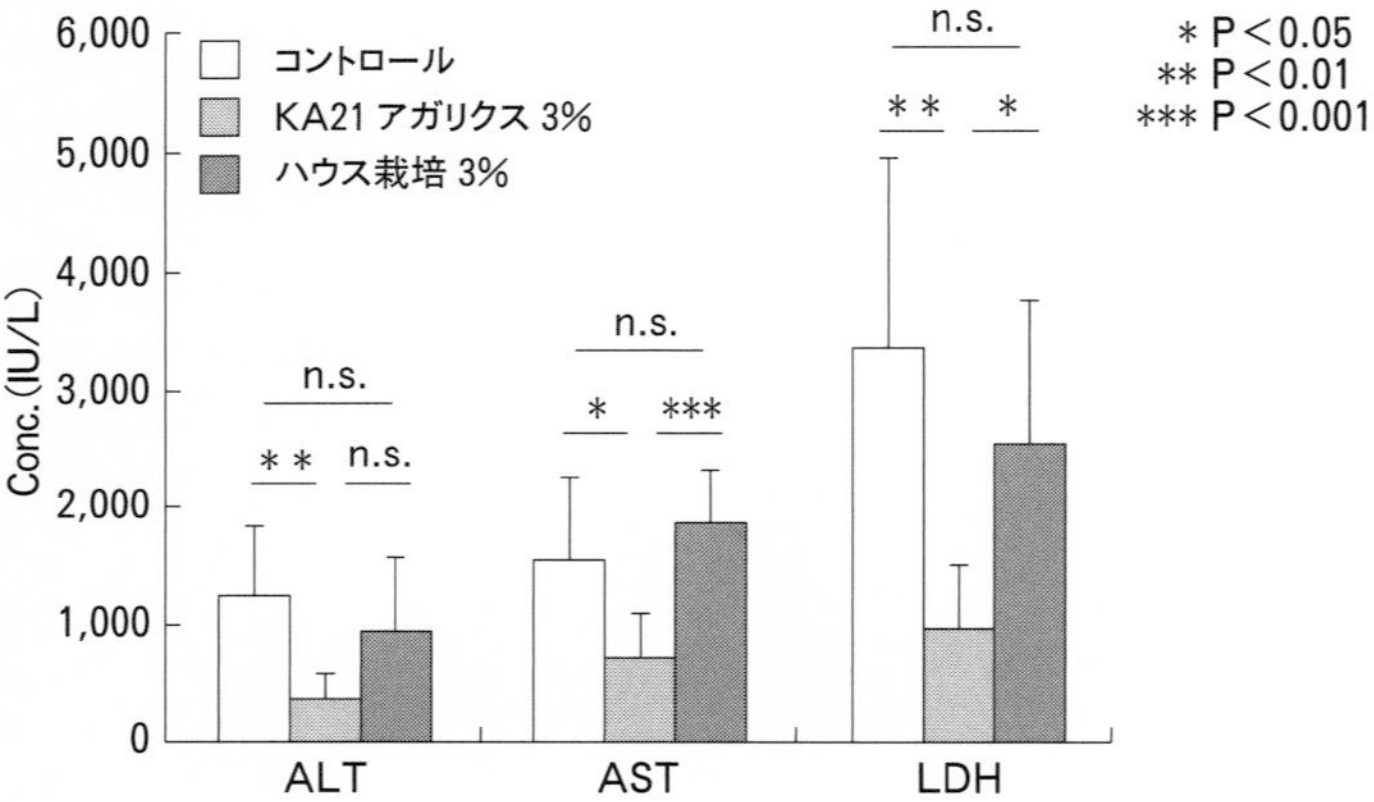

図 5-10　10% 含有飼料

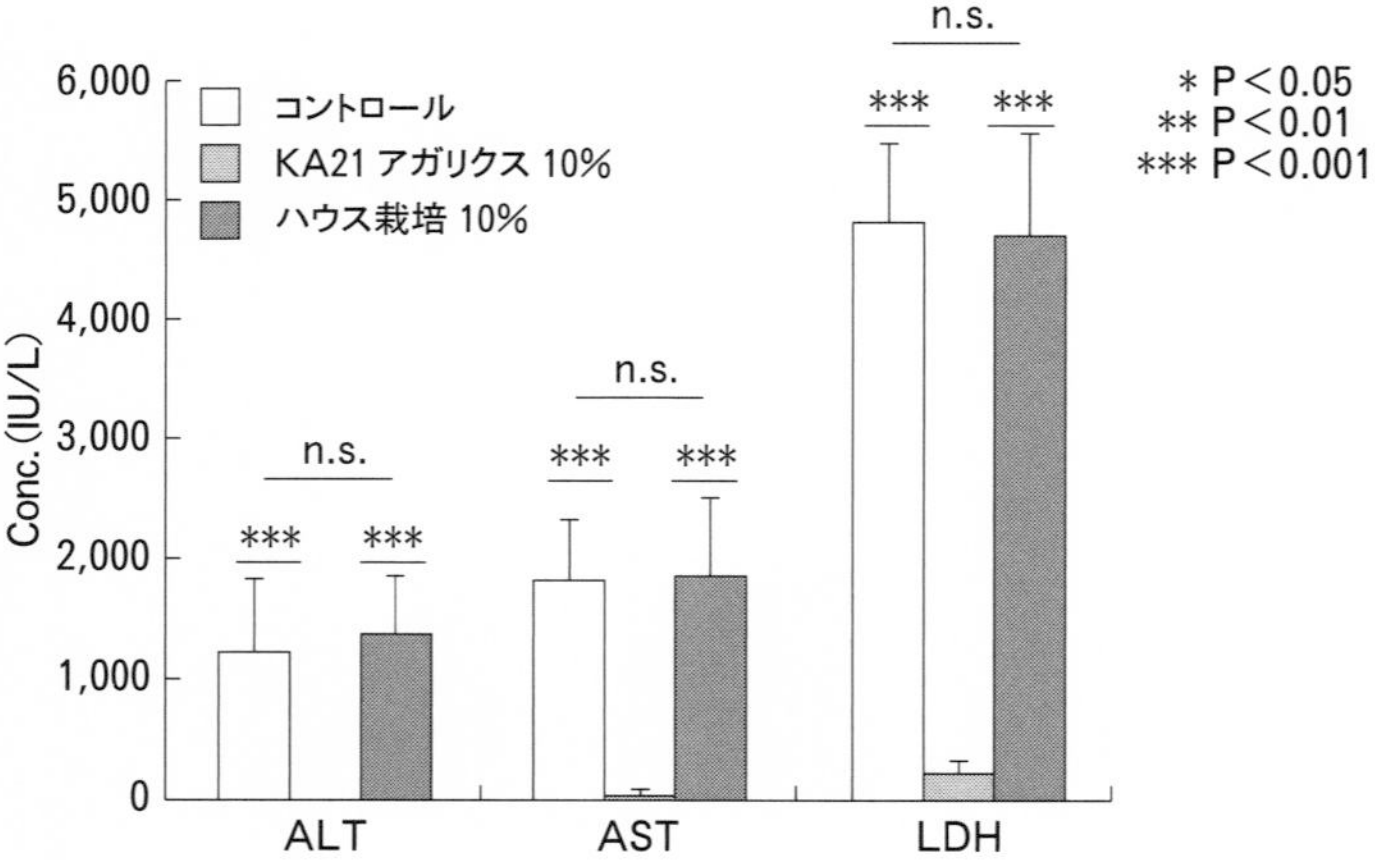

た、ハウス栽培のアガリクスとの比較では、マウスを使った研究において大きな違いが明らかとなりました。**図5-10**の一〇パーセント含有飼料においては、グラフに表れないほどその差は顕著となっています。言うまでもなく、KA21アガリクスで強い肝臓の保護作用が期待されるということになります。(4)

ところで、「脂肪肝」という言葉を聞いたことがあるかと思います。「脂肪肝」とは、肝臓の中に中性脂肪が蓄積して肝障害を起こすという疾患です。脂肪肝の原因は「アルコール性脂肪肝」と、ほとんどアルコールを飲まない人に起こる「非アルコール性脂肪性肝疾患(nonalcoholic fatty liver disease: NAFLD)」に分かれます。

NAFLDは、良性の経過をたどる「単純性脂肪肝」と肝硬変や肝癌に進行する可能性がある「非アルコール性脂肪肝(nonalcoholic steatohepatitis: NASH)」に分かれます。

我が国には、NAFLDが約一〇〇〇万人、NASHが約一〇〇〜二〇〇万人いると推定されています。生活習慣の改善以外に特効薬がなく、脂肪肝に伴う肝臓ガンは激増すること

---

(4) この研究の詳細は下記の科学誌に掲載されています。Differences in antioxidant activities of outdoor-and indoor-cultivated *Agaricus brasiliensis*, and protective effects against carbon tetrachloride-induced acute hepatic injury in mice. *BMC Complement Altern Med, 14: 454.* 24 Nov (2014)

が懸念されています。そこで、慶應義塾大学の「SFCヘルスサイエンスラボ」とともに、NASHモデルマウスを使ってKA21アガリクスの有効性に関する研究を行いました。その結果、KA21アガリクスはNASHの予防効果を有していることが示唆され、サプリメントとして新たな効能が期待されることが判明しました。(5)

メタボリックシンドロームに効果

メタボリックシンドロームは「生活習慣病のデパート」と言われています。診断基準値は、男性ではウエスト周囲径が八五センチ以上、女性では九〇センチ以上で、「高脂血」、「高血圧」、「高血糖」のうち、二項目以上が基準値から外れると「メタボリックシンドローム」と診断されます。

日本語では「代謝症候群」とも呼ばれ、生活習慣病につながる種々の代謝異常を合併しています。それに伴うガン、心筋梗塞、脳卒中の危険因子が目白押しとなっています。

そこで、ヒト臨床研究、BMIが高めの半健常人一二名に対して、KA21アガリクスを通常量である一日三グラムを三か月間摂取してもらい、その前後の生化学的数値の計測を行いました。

その結果は表5－2（次ページ）に示すとおり、安全性に何ら問題はなく、空腹時血糖値の低下やメタボリックシンドロームに関連する検査値が改善されました(6)。

抗がん剤副作用の軽減作用あり

白血球は、細菌など外敵の侵入から身を守る役目を担っています。リンパ球やＮＫ細胞などの免疫細胞も白血球の一種です。ガン治療に用いられる抗がん剤は、ガン細胞と同時に健康な細胞である白血球まで壊してしまい、その結果、免疫力が低下してしまいます。言うまでもなく、これが抗がん剤の副作用の一つとなります。

（5）以下の科学誌に、この研究の詳細が掲載されています。*Agaricus brasiliensis* KA21 May Prevent Diet-Induced Nash Through Its Antioxidant, Anti-Inflammatory, and Anti-Fibrotic Activities in the Liver. *Foods*, 8, 546; doi: 10.3390/foods8110546（2019）

（6）研究の詳細は下記の科学誌に掲載されています。Immuonamodulating Activity of *Agaricus Brasiliensis* KA21 in Mice and in Human Volunteers *Evidence-based Complementary and Alternative Medicine, 5（2）205–219（2008）*

図5–11　メタボリックシンドロームの診断基準

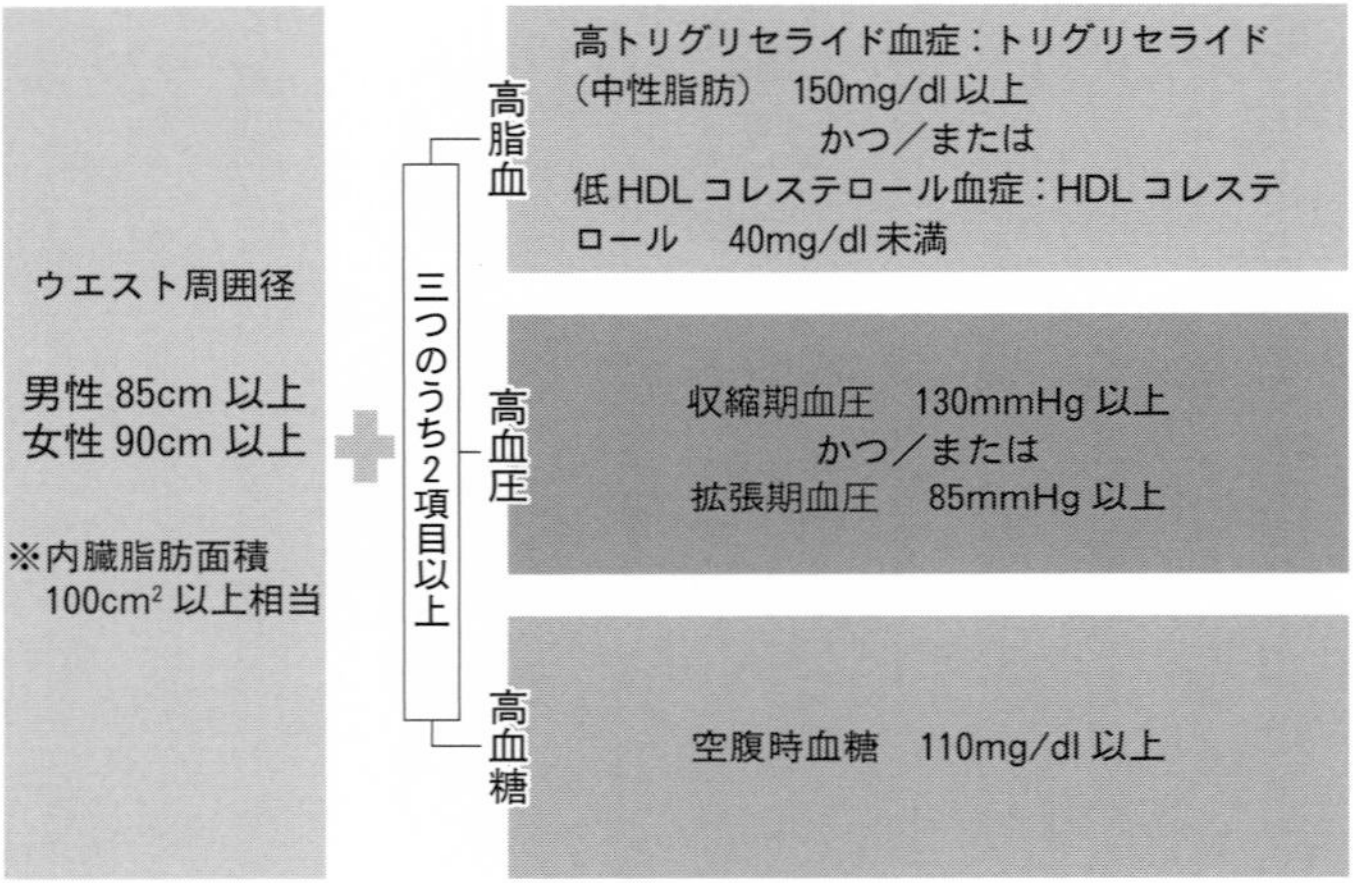

（出典）e–ヘルスネット。

表5–2　半健康人の通常摂取群の体重、体脂肪率、BMI、血液検査値の推移

	Before	After	
体重（kg）	69.0±15.2	67.8±14.7	p＜0.01
BMI	24.2±32	23.8±3.0	p＜0.01
体脂肪（%）	23.4±5.8	22.4±6.0	p＜0.01
空腹時血糖（mg/dL）	109.2±23.2	100.1±17.4	p＜0.02
総コレステロール（mg/dL）	209.9±42.2	201.8±41.5	
トリグリセリド（mg/dL）	136.1±79.0	97.4±49.1	

東京薬科大学と共同で、モデルマウスを使って抗がん剤の副作用について行った実験について説明しましょう。

四週齢の試験モデルマウスにアガリクスを含まない飼料を一週間与え、その後、次の三つのグループに分けて飼料を切り替え、一週間後に抗がん剤（5－FU）40mg／kgを五日連続で経口投与し、抗がん剤の副作用について評価しました。

❶アガリクスを含まない飼料を与えたグループ（コントロール群）

❷ハウス栽培のアガリクスを三パーセント含む飼料を与えたグループ

❸露地栽培されたKA21アガリクスを三パーセント含む飼料を与えたグループ

白血球の減少率を調べた結果が**図5－12**です。KA21アガ

図5-12　抗がん剤（5-FU）投与による白血球の減少に対する効果

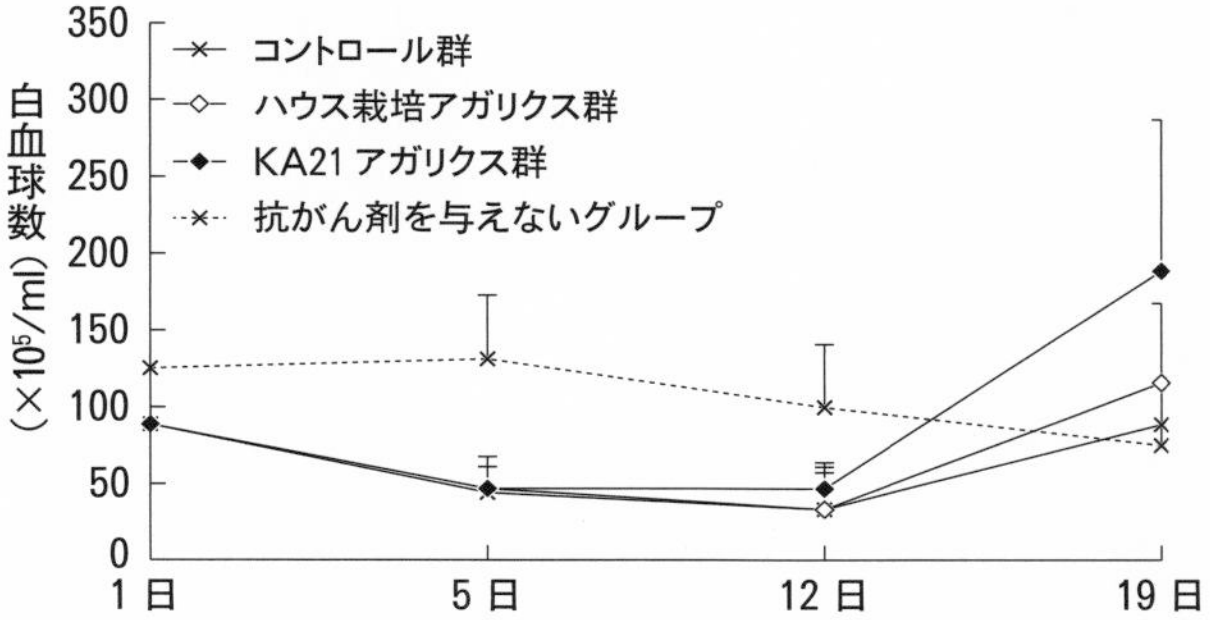

リクスの飼料を与えたグループには強い回復傾向が認められました。つまり、KA21アガリクスが白血球の回復を助け、抗がん剤の副作用を抑える働きがあるということです。

腎障害の予防効果

さらに腎機能、消化管傷害、食欲減少、体重低下についても調査を行ったところ、アガリクスを摂取したグループに副作用軽減効果が認められ、とくにKA21アガリクスを摂取したグループが、副作用をもっとも軽減していたことが分かりました。

抗がん剤は、肝臓で代謝されて腸へ送られるものと、腎臓でろ過されて排泄されるものがあります。抗がん剤治療を受けている患者の多くは、抗がん剤の投与だけでなく、そのほかの薬剤も同時に投与されている場合が多いです。そのため、腎臓による排泄機能がよく働かないと薬物の排泄が遅くなり、さまざまな副作用につながる可能性があります。このようなことから、白血球数の回復や腎機能の状態などは、化学療法の継続を決めるための重要な指標となっています。

現在、抗がん剤による腎障害を抑えるために大量の輸液投与などが行われており、患者の負担になっているようです。KA21アガリクスには腎障害の予防効果があるため、ガン患者の負担軽減に役立つことが示唆されました[7]。

糖尿病の改善効果の研究

近畿大学医学部と、糖尿病のモデルマウスを使っての研究も行いました。

糖尿病とガンの関係について、二〇一三年五月、日本糖尿病学会と日本癌学会の合同委員会から、糖尿病の人はそうでない人よりもガンを発症する危険性（ガン発症リスク）が高いという報告がなされました。糖尿病でない人のガン発症リスクを「1」とした場合、糖尿病の人は、肝臓ガンでは一・九七倍、すい臓ガンは一・八五倍、結腸ガンは一・四倍高まるという内容でした。

また、2型糖尿病患者では、病気にかかった期間が長ければ長いほどガンの発症率が高く、病気にかかった期間が一五年以上の患者とそれ未満の患者を比べると、男性で一・六倍、女性で一・八倍になるという報告もあります。

（7）この研究の詳細は下記の科学誌に掲載されています。Outdoor-Cultivated Royal Sun Medicinal Mushroom *Agaricus brasiliensis* KA21 (Agaricomycetes) Reduces Anticancer Medicine Side Effects. *International Journal of Medicinal Mushrooms*, 22 (1): 31–43 (2020)

近畿大学との研究では、糖尿病のマウスに普通の餌、カイアポイモ（キク科の南米産の芋）入りの餌、KA21アガリクス入りの餌を与えて、七週間後に血糖値がどのように変わるかを調べました。その結果、カイアポイモとKA21アガリクスを飲んだマウスの、空腹時における血糖値の低下作用が確認されました。つまり、糖尿病の改善効果があると示唆されたことになります。(8)

本章では、「神のキノコ」、つまり「KA21アガリクス」の特長およびその効果などについて述べてきました。対象とした病名は、生活習慣病をはじめとしてお馴染みのものですが、研究報告というスタイルのため、「今ひとつ頭に入らない」と思われた人がいたことでしょう。そこで、次章では、ガンに対して大きな働きをする免疫機能について、マンガなどを掲載する形で述べていくことにします。

（8）この研究の詳細は、下記の科学誌に掲載されています。*Ipomorea batatas* and *Agarics blazei* ameliorate diabetic disorders with therapeutic Antioxidant potential in streptozotocin-induced diabetic rats. *J. Clin. Biochem. Nutr*, *48* *194*–*202*（2011）

第6章　免疫機能の働き

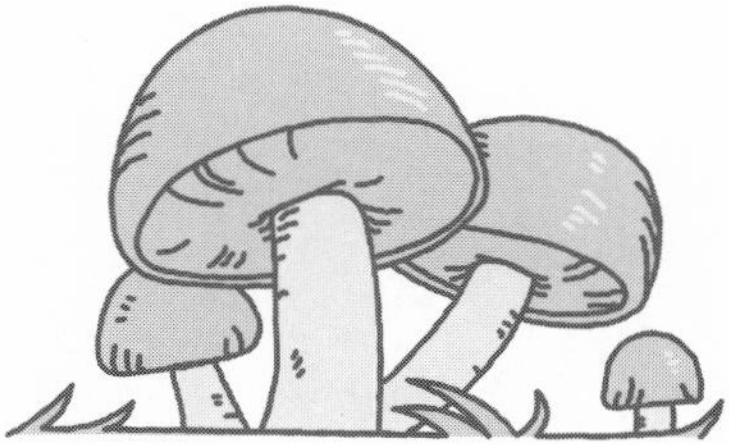

前述したように、現在日本では、二人に一人がガンにかかると言われており、三人に一人がガンで亡くなっている時代になっています。身体の免疫機能は、ガンの発症やその進展、そしてガンの縮小と非常に密接な関係があります。しかし、免疫細胞には多種類あり、その働きも複雑なものとなっています。次章の「ガンが消えるメカニズム」を知るうえにおいても、免疫機能の詳細を理解していただきたいです。

免疫細胞の働き

ガンを考える際には、免疫機能において免疫細胞が正常に働くか否かが重要なポイントになります。また、その免疫細胞に「KA21アガリクス」がどのように働きかけるのかについて知ることも非常に重要です。

ガン細胞に多種多様の免疫細胞はどのように働くのでしょうか？　「免疫と免疫細胞」の概略を理解するため、「免疫博士」に登場してもらってマンガで説明していきます。ガンが消えたメカニズムを理解するうえでも、免疫の概略を理解してください。それに続く説明は、また少し難しくなりますが、概略をふまえておけばおおよそのことが分かるはずです。

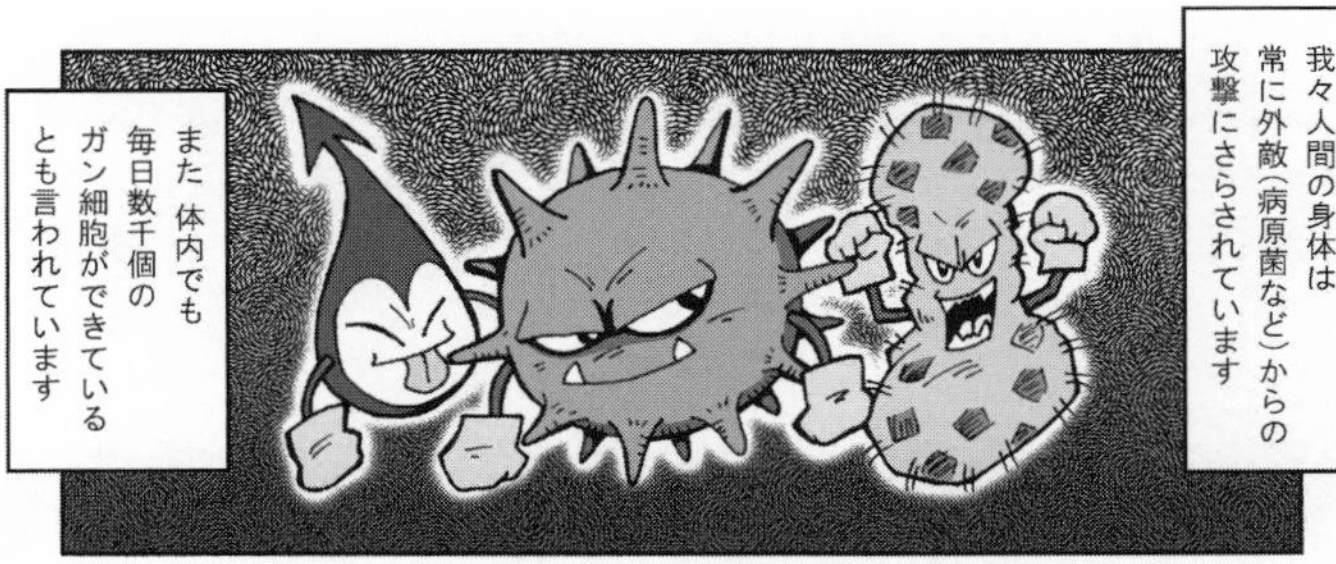
我々人間の身体は
常に外敵（病原菌など）からの
攻撃にさらされています
また 体内でも
毎日数千個の
ガン細胞ができている
とも言われています

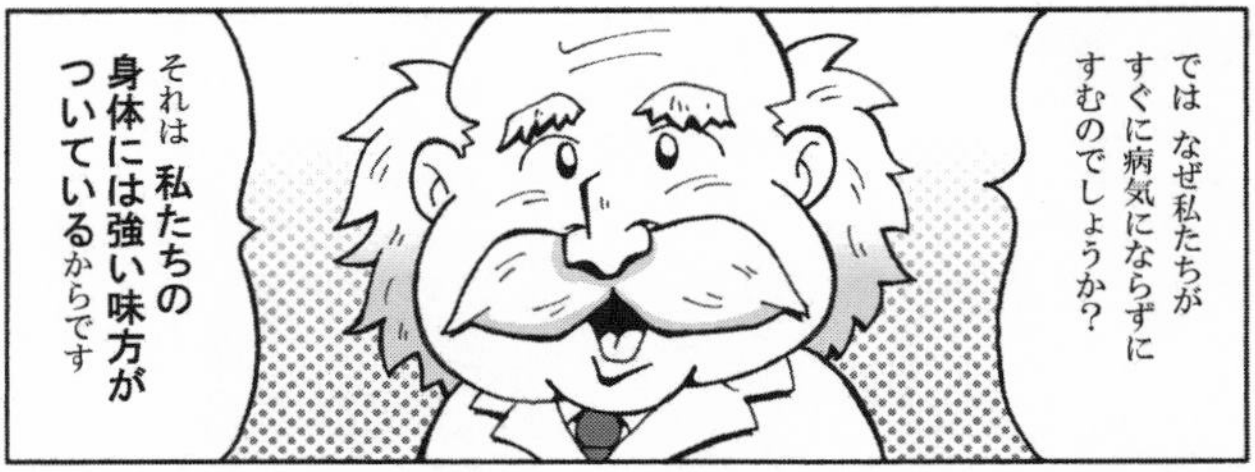
では なぜ私たちが
すぐに病気にならずに
すむのでしょうか？
それは 私たちの
身体には強い味方が
ついているからです

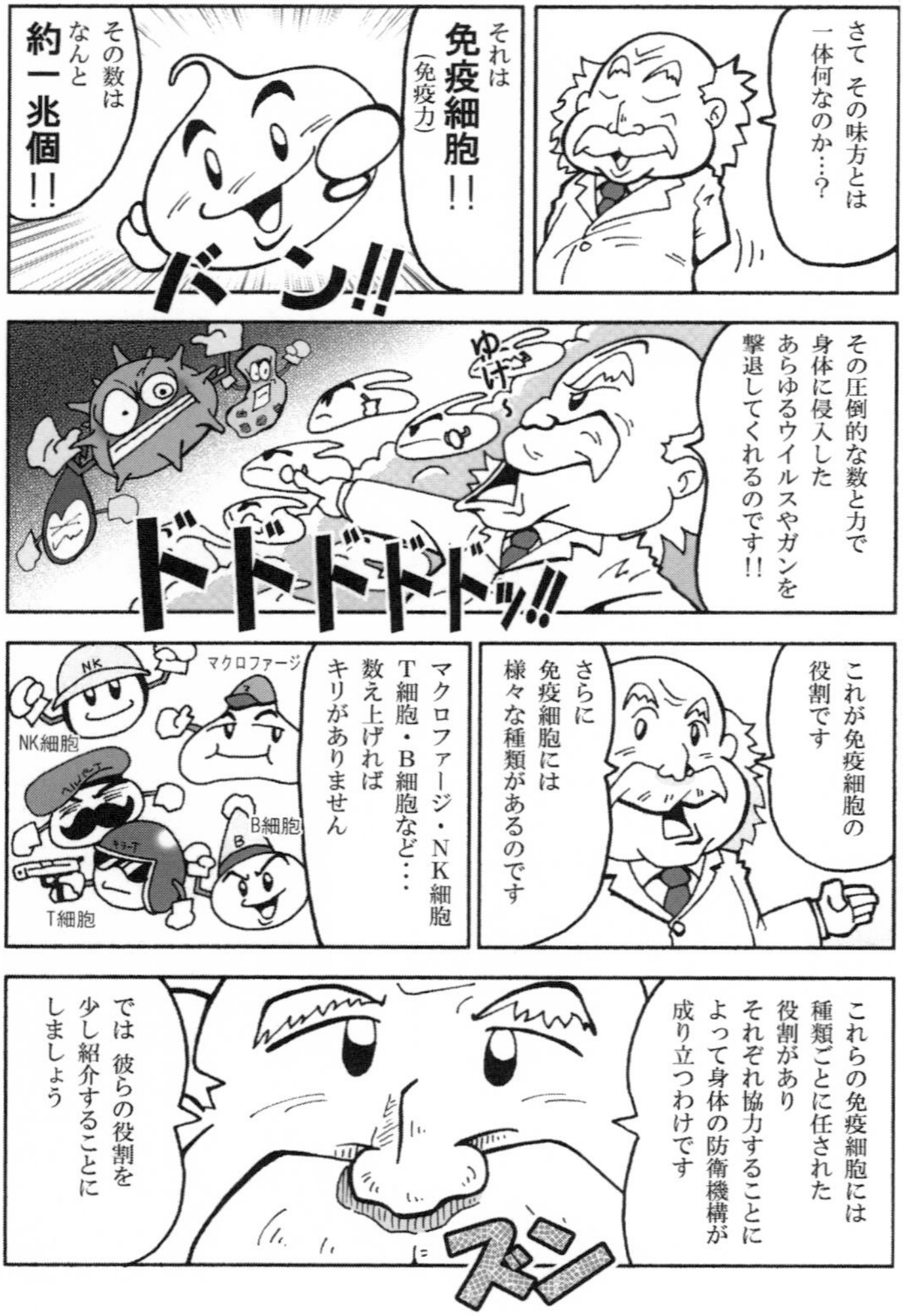
さて その味方とは一体何なのか…?
それは免疫細胞!!(免疫力)
その数はなんと約一兆個!!
バン!!
その圧倒的な数と力で身体に侵入したあらゆるウイルスやガンを撃退してくれるのです!!
ドドドドドドッ!!
これが免疫細胞の役割です
さらに免疫細胞には様々な種類があるのです
マクロファージ・NK細胞 T細胞・B細胞など…数え上げればキリがありません
マクロファージ
NK細胞
B細胞
T細胞
これらの免疫細胞には種類ごとに任された役割がありそれぞれ協力することによって身体の防衛機構が成り立つわけです
では 彼らの役割を少し紹介することにしましょう
ズン

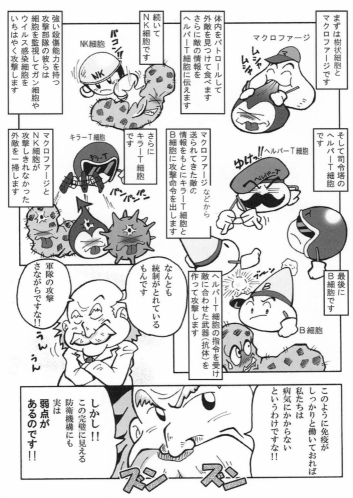

（出典）『ノーバビータ』2012年12月号、一部改変。第8章に続く。

免疫とは？

免疫と免疫細胞の概略をご理解いただいたところで、改めて新型コロナウイルスやワクチンの例も取り入れて、個々の免疫細胞について説明していきましょう。

私たちの身の周りにはさまざまな病原体が存在しています。たとえば、麻疹（はしか）や水痘（水ぼうそう）など、一度かかったら二度とかからないという感染症があります。これは、体内に侵入した病原体の情報を生体の防御機能である免疫が記憶するからですが、この免疫の記憶を上手に利用したのがワクチンです。ただ、免疫の記憶力は必ずしも一生続くわけでなく、時間の経過とともに低下する場合があります。

このように、免疫とは「疫病から免れる」ことを言うわけですが、具体的には、体内に侵入した病原体を異物（自分以外のもの）として認識し、排除することで身体を正常に保つという大切な働きです。

病原菌やウイルスなどの異物は、すべて「自分でないもの」です。これをいち早く見つけ、身体に害を及ぼす前に追い出したり、退治したりするというのが免疫の役割です。その「外敵」には、病原菌に加えて、アレルゲン（花粉、ダニ、ウルシなど化学物質、医薬品）、自己成分（自己免疫疾患、ガン）も含まれます。

人間の体内において免疫を担っている細胞は、主に白血球となります。「白血球」とひと言で言っても、そのなかには**図6-1**のようにたくさんの細胞があり、それぞれ、免疫の働き、つまり外敵に対する攻撃の仕方が異なっています。

ここで、免疫を担う主な細胞について説明しましょう。とりあえず、おおまかに理解してください。次章を理解するうえでも役に立ちます。

白血球は骨髄でつくられる

免疫システムを担当するのは血液中の白血球で、赤血球とともに骨髄でつくられます。白血球のうち、細胞内に顆粒をもつことから「顆粒球」と呼ばれるのが、「好中球」、「好酸球」、「好塩基球」の三つです。これらが自然免疫を担当します。

図6-1　免疫力を発揮する主な細胞

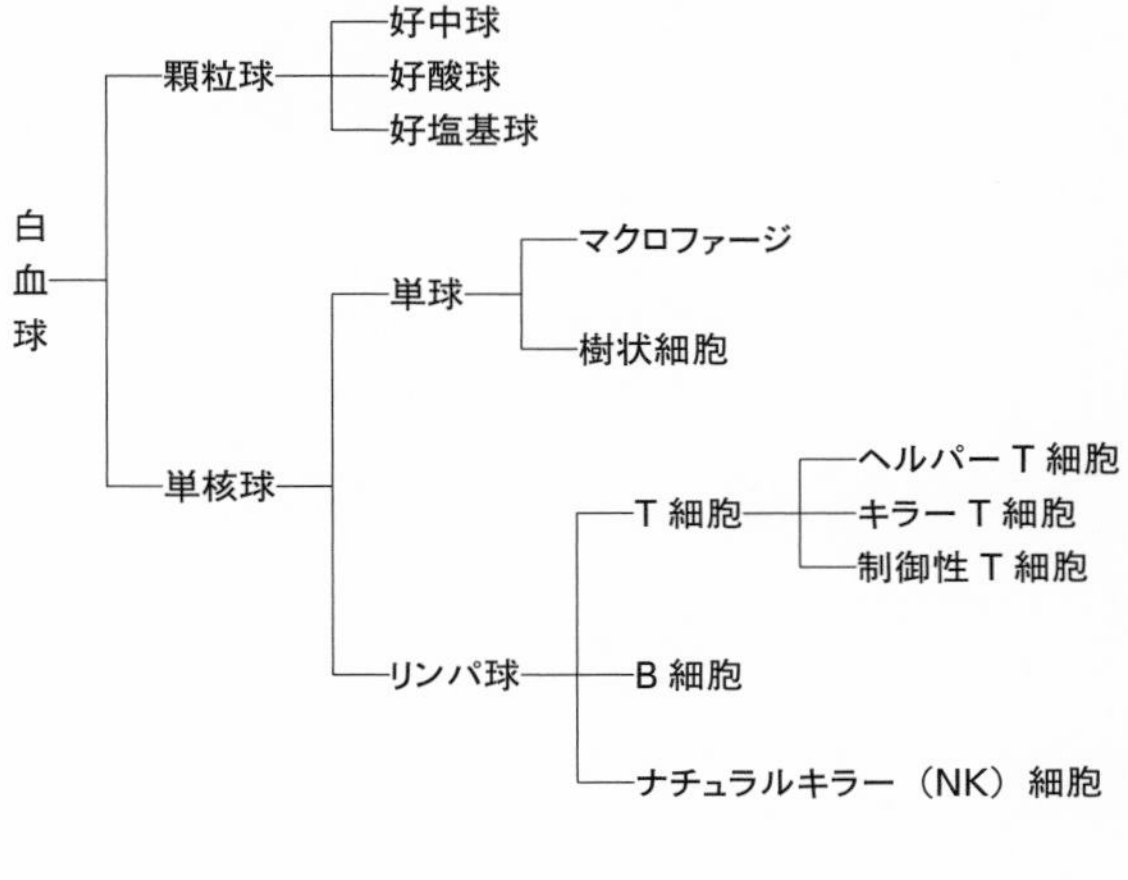

好中球《こうちゅうきゅう》——抹消血中の白血球の五〇～七〇パーセント（顆粒球の九割以上）を占め、高度な運動性と食作用を有しています。感染によって侵入した細菌を貪食《どんしょく》し、消化して殺菌します。

自然免疫の一番の働き手で、末梢の好中球は、ほかの免疫細胞と比べて比較的短寿命で、循環血中では六～二四時間、炎症反応中は組織内で最大七日間ほどだと言われています。

好酸球《こうさんきゅう》——好酸性の顆粒を保有する好酸球の数は白血球の二～五パーセントで、血液中よりも呼吸器、腸管、泌尿生殖器上皮などの組織に多く存在し、寄生虫幼虫などの病原体を処理します。

好塩基球《こうえんききゅう》——好塩基球の数は白血球の一パーセント以下と少なく、組織中の肥満細胞（マスト細胞）に相当する役割をしています。

適応（獲得）免疫を担当するのはリンパ球のB細胞とT細胞

白血球全体に締めるリンパ球（T細胞、B細胞、NK細胞）の割合は二〇～四〇パーセントです。それぞれについて説明していきましょう。

T細胞――T細胞は胸腺《きょうせん》でつくられ、教育されて分化するため、胸腺（Thymus）の頭文字を取って「T細胞」と命名されました。ヘルパーT細胞、キラーT細胞、制御性T細胞の三種類があり、それぞれの役割があります。

①**キラーT**――ガン細胞や感染細胞にとりついて攻撃し、排除する働きをもっています。

②**ヘルパーT**――樹状細胞やマクロファージから異物の特徴（抗原）情報を受け取り、免疫反応をコントロールするという司令官役を担い、免疫系細胞から分泌されるタンパク質のサイトカインなどといった免疫活性化物質などを産生《さんせい》します。

③**制御性T細胞**――キラーT細胞が正常細胞へ攻撃をしないよう、キラーT細胞の働きを抑制し、免疫反応を終了に導く役割を担っています。

B細胞（Bリンパ球）――骨髄（Bone marrow）でつくられるため「B細胞」と呼ばれています。細菌やウイルスなどの抗原に結合する抗体（免疫グロブリン Ig: immunoglobulin）を産生し、放出します。一度出合った病原体の抗原を記憶し、数十年生き続けるという「メモリーB細胞」も存在します。

B細胞の産生する抗体（免疫グロブリン）は「Y字型」をしており、先端部分の可変部に抗原（目印）が結合します。私たちの身体では、どのような異物が侵入してもピッタリ合う抗体をつくることができます。そして、抗原とくっついて溶かし、別の物質に変えるなどの反応を起こして、身体に害のない状態にするといった働きがあります。

「免疫イコール抗体」とイメージされている人がいるほど、抗体は免疫の防御力に関する重要な役割を担っているわけですが、新型コロナワクチンの場合のように、接種によってつくられた抗体産生細胞は時間とともに数が減り、半年以上経過すると抗体濃度はピーク時の約四分の一まで低下することが確認されています。そのため、五か月から半年ごとにワクチン接種が必要になるわけです。

抗体（免疫グロブリン）には、「IgG」、「IgA」、「IgM」、「IgD」、「IgE」という五つのタイプがあり、細菌やウイルスに感染すると、B細胞からまず「IgM」が産生《さんせい》され、次いで「IgG」が産生されます。各抗体には**図6-2**のような役割があります。

NK細胞――自然免疫に属し、普段から体内を常に見回り、ガン細胞や感染細胞を直接見つけだして攻撃・破壊し、排除します。パーフォリン（標的細胞の細胞膜に孔を開けるタンパク質）、グランザイム（標的細胞に細胞死を誘導する一群のセリンプロテアーゼ）などの細

図6-2　抗体の種類と形

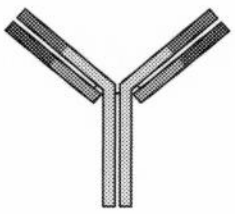

① **IgG**——血液中の免疫グロブリン全体の約75%を占め、もっとも多く含まれています。侵入してきた病原体やウイルスの抗原と結合して、白血球の働きを助けたり、ウイルスや細菌が出す毒素と結合して無毒化します。

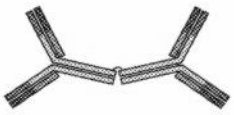

② **IgA**——免疫グロブリンの全体の約15%を占めており、喉の表面、腸の内側、気管支の内側の壁などの粘膜の表面や唾液に存在し、侵入してきた病原菌やウイルスなどの侵入を防ぐ働きに関与し、感染予防といった働きをします。母乳にもたくさん入っており、母子免疫の要となる分子です。

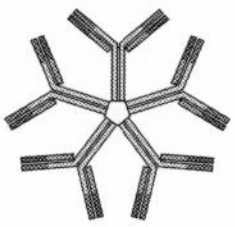

③ **IgM**——細菌やウイルスに感染したときに最初につくられる抗体で、全体の約10%を占めます。「補体」というタンパク質と共同して病原菌やウイルスなどの抗原を破壊したり、白血球がこれらを食べるのを助けます。

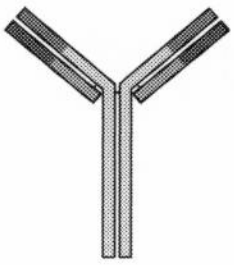

④ **IgD**——含まれる量が1%以下と少ない抗体で、リンパ球の成熟、分裂に何らかの役割を果たしているものと考えられていますが、今のところまだよく分かっていません

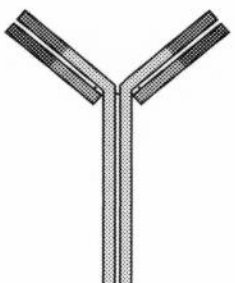

⑤ **IgE**——全体の0.001%以下という、含まれる量がもっとも少ない抗体で「アレルギー抗体」とも呼ばれています。花粉やダニ、食物の一部などの抗原に結合し、喘息やかゆみなどといったアレルギー反応を引き起こします。元々は、寄生虫などに対する抗体であると考えられています。

胞傷害因子をもっていますが、生まれつき（natural）の細胞傷害性細胞（killer cell）という意味で名付けられました。

T細胞への情報提示の役割はマクロファージと樹状細胞

白血球全体を占めている単球、「マクロファージ」と「樹状細胞」の割合は三〜六パーセントです。それぞれについて説明しましょう。

マクロファージ——好中球と同じく、異物を食べる細胞です。好中球とマクロファージは、異物があれば区別することなく食べるという特徴があるため、「貪食《どんしょく》細胞」と呼ばれることもあります。異物を食べたあと、その異物の特徴（抗原）をT細胞に伝えるという役割をもっています。

樹状細胞——マクロファージと同じく「貪食細胞」ですが、その名前のとおり、樹木のような状態（木の枝のような突起）の細胞のことです。同じく、異物を食べたあとにその異物の特徴（抗原）をT細胞に伝えるという役割をもっています。

以上、免疫細胞の概略を示しましたが、個々の細胞は表面にある分子の違いでさらに細かく分類されています。たとえば、ヘルパーＴ細胞は細胞性免疫を強化する「Ｔｈ１細胞」や抗体産生を強化する「Ｔｈ２細胞」などに分けられます。また、ナチュラルキラー細胞とＴ細胞の機能をあわせもったＮＫＴ細胞なども見つかっていますが、免疫機構の全体像はまだ十分に解明されていませんので、今後も新しい細胞が次々と見つかることでしょう。

自然免疫と適応（獲得）免疫

ここでは、これらの免疫細胞が働く仕組みを簡単に説明します。

免疫は「自然免疫」と「適応免疫」に分けられます。適応免疫は「獲得免疫」とも言います。自然免疫とは、外敵を排除するために人間が生まれつきもっているシステムです。主なものとして、口や喉、目、鼻などにある粘膜が挙げられます。常にある程度のレベルで粘液を分泌しており、異物が体内に入るのを阻止しています。

また、粘膜面に特有の白血球や細胞がいて、それらは特定の物質や病原体と反応するレセプター（受容体）をもっています。その代表的なものが、先に挙げた「マクロファージ」です。体内をパトロールして外敵を見つけて食べたあと、その情報をヘルパーＴ細胞に伝えています。そのほか、強い殺傷能力をもつNK細胞も体内を常に見回っており、ガン細胞や感染細胞を直接見つけだして攻撃・破壊し、排除します。

これに対して「適応（獲得）免疫」は、自然免疫が食い止められなかった異物が体内に侵入し、それが悪さをしたときに初めて発動する免疫システムです。まず、マクロファージや樹状細胞からの抗原（特徴）情報を受けた司令塔であるヘルパーT細胞は、送られてきた敵の情報をもとにキラーT細胞とB細胞に攻撃命令を出します。キラーT細胞は、マクロファージやNK細胞が攻撃しきれなかった外敵を攻撃します。

そして、最後にB細胞です。ヘルパーT細胞の指令を受け、敵に合わせた武器の抗体（免疫グロブリン）をつくって攻撃します。そして、B細胞やT細胞の一部が過去の感染を記憶した「記憶細胞」になると、同じ病原体が感染した際、たくさんの抗体やキラーT細胞を使って一回目のときよりも効率的に排除します。

ワクチン接種の目的は、これら記憶細胞を体に誘導することにあります。一般に免疫がついたと表現されるのは、記憶細胞が体内にできたことを意味します。

以上が、大まかな免疫システムの流れですが、免疫細胞にはたくさんの種類があり、それそれがさまざまな役割を担っていることがお分かりいただけたでしょうか。免疫細胞の数は、何と約一兆個と言われています。

なお、自然免疫と適応（獲得）免疫はそれぞれが独立して働くのではなく、互いに協力しあいながら働きます。さながら、統制がとれている軍隊のようです。要するに、免疫がしっかり働いておれば、私たちは病気にかからないというわけです。

主要成分β-グルカンの形

それでは、アガリクスの研究に戻りましょう。

アガリクスには、すぐれた働きで知られる主要成分と言われる「β（ベータ）-グルカン」が含まれます。このβ-グルカンは、どのような形（構造）をしているのでしょうか？　形によって抗腫瘍《こうしゅよう》効果（腫瘍を縮小させる効果）が「ある」、または「ない」などといった違いが出てきます。

普段、目にしないような図が出てきて頭を悩ますことになるかもしれませんが、可能なかぎり簡略化して説明しますので、大まかにご理解ください。

図 6-3 ①　グルカンの種類

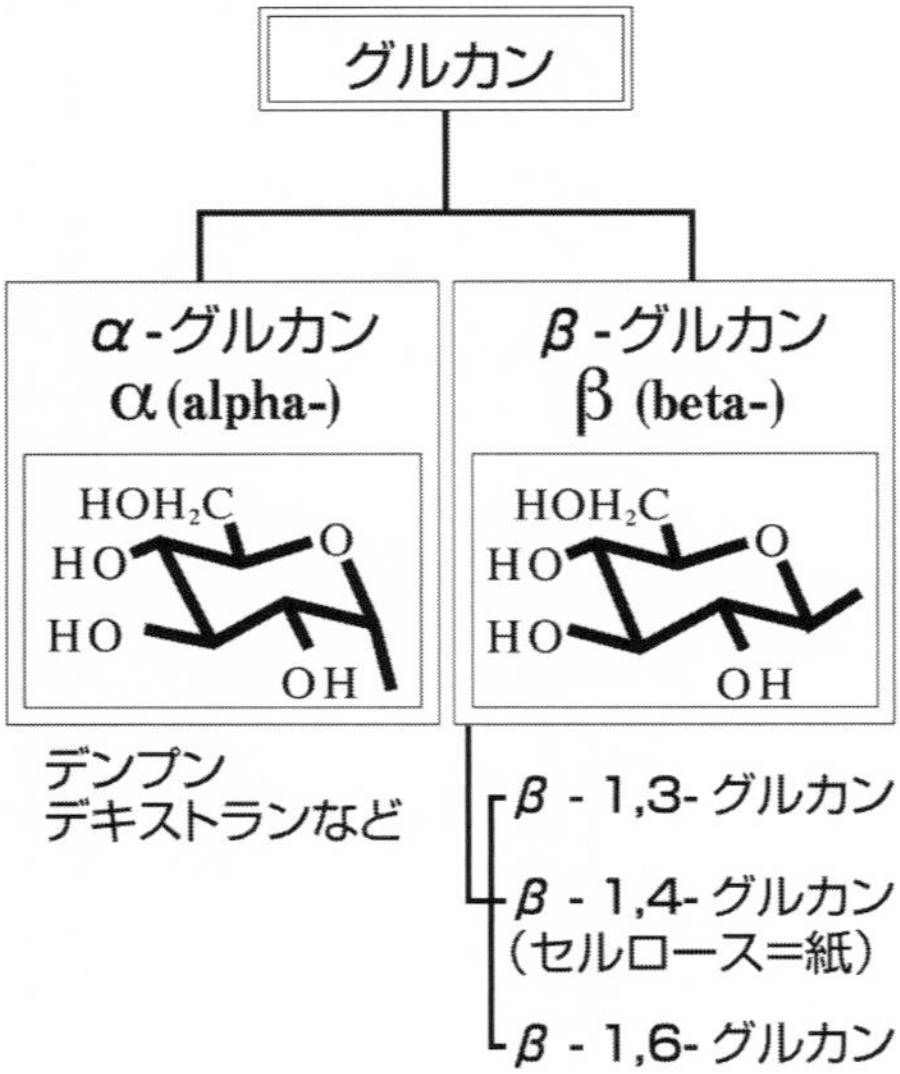

図 6-3 ②　グルカンの種類

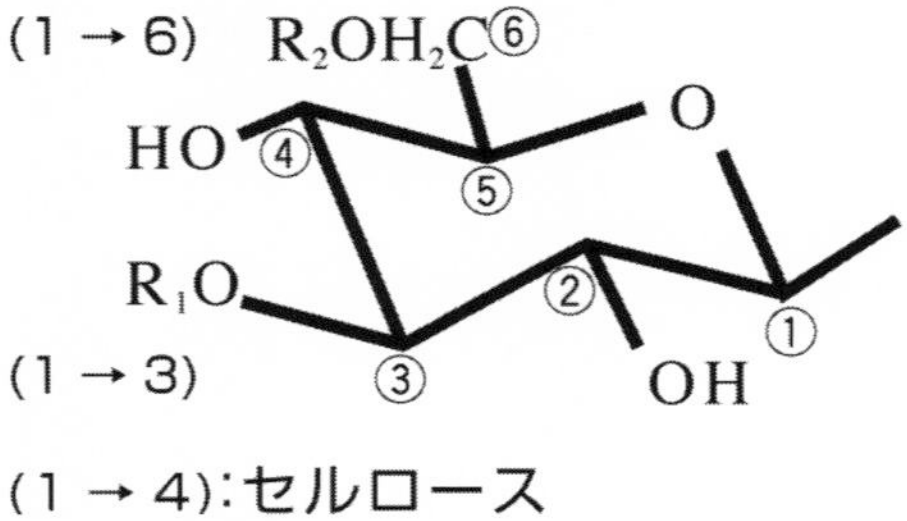

β-グルカンとは

グルカンとは、ブドウ糖（単糖）がたくさんつながってできた高分子多糖体の一種です。糖が結合する際にとる構造には大きく分けて二通りあります。

一つは「α型《アルファ》」、もう一つは「β型《ベータ》」と呼ばれています。α型の構造で結合した多糖体を「α-グルカン」と呼び、デンプンやデキストランがあります。一方、β型で結合した多糖体を「β-グルカン」と言っています。

β-グルカンは、ブドウ糖の結合位置によって細分類されます。たとえば、**図6-3**②に描かれている①番と③番の結合位置にブドウ糖がたくさんつながっていったものを「β-1,3-グルカン」と呼び、①番と④番の位置につながっていったものを「β-1,4-グルカン」などと呼んでいます。

「β-グルカンには免疫賦活作用（身体の免疫を活発にすること）がある」とさまざまな本に記述されていますが、先に述べたように、その形によってまったく作用が違います。ちなみに、もっとも代表的なβ-グルカンは「β-1,4-グルカン」、つまりセルロース（紙）です。もちろん、セルロース（紙）に抗腫瘍《こうしゅよう》効果はありません。

免疫賦活作用があるのは特異な構造のβ-グルカン

免疫賦活作用があるのは、具体的には「β-1,3-グルカン」と「β-1,6-グルカン」の結合タイプである特定のグルカンです。よって、β-グルカンが多く含まれるから抗腫瘍効果が高いというのは大きな誤りとなります。

また、その構造はキノコによって形が異なり、その働きにも違いがあります。KA21アガリクスには、最新の研究においてもっとも有用とされる「β-1,6グルカン」と少数の「β-1,3グルカン」が合体したもの、いわゆる「長鎖β-1,6含有β-1,3グルカン」が多く含まれています（図6-4の左参照）。

ほかのキノコの例として挙げたハナビラタケと比較してみてください（図6-4の中）。構造が大きく違っていますし、その作用も同じく違ってきます。よって、先述したように、「β-グルカンの量が多いから効果があります」という表現は大きなまちがいとなるのです。要するに、β-グルカンがどのような構造をしてい

図6-4　β-グルカンの区別（三つ）

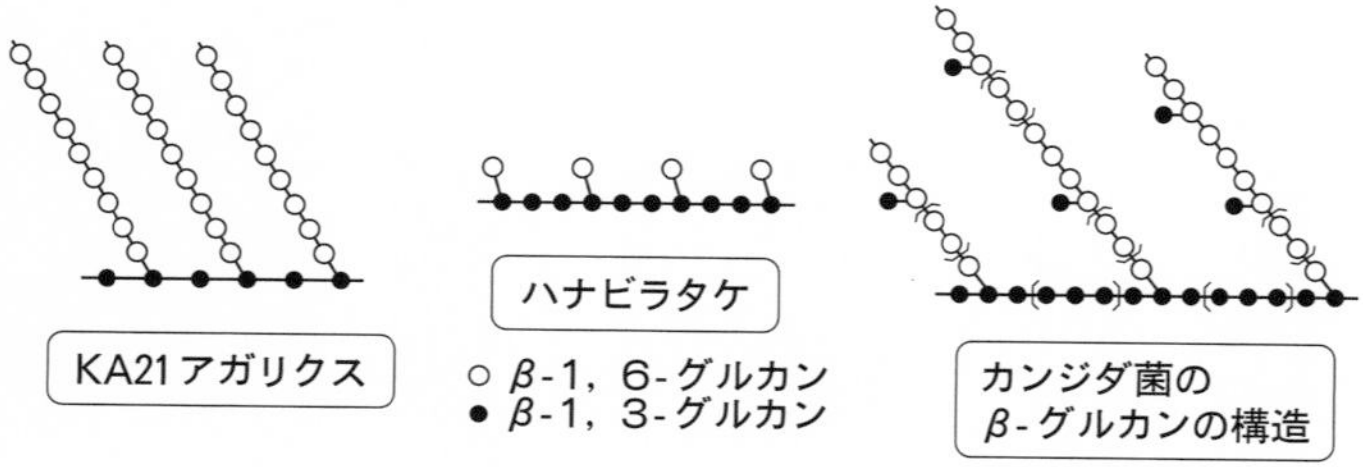

て、それが私たちの身体にどのような影響を及ぼすかがポイントとなります。

一例として、アガリクスの構造と真菌の関係および身体に及ぼす影響について述べましょう。真菌カンジタ菌のβ-グルカンの構造です（図6-4の右参照）。KA21アガリクスと同じく「β-1,3グルカン」に「β-1,6グルカン」が連結していますので、非常に似た構造となっています。この構造が免疫賦活作用に大きな影響を与えるわけですが、その詳細は以下で述べます。

分子量の大きいβ-グルカンほど抗腫瘍《こうしゅよう》効果あり

β-グルカンの分子量は小さいほど腸壁から吸収される、とする理論があります。腸壁をパチンコ台の穴にたとえて「パチンコ台の理論」とも呼ばれています。要するに、パチンコ台の穴には大きすぎる玉は入らないので、小さいほうがよいとする理論です。

この理論に基づいて、酵素処理やナノテクノロジーでβ-グルカンの分子量を小さくして販売している企業が多くあります。また、同じく、「分子量が少ないほうが腸管から吸収されやすいのでよい」とする本も出回っていますが、ともに大きな誤りとなります。

次のような実験があります。

β-グルカンがどこにあるのかを識別するため、β-グルカンに放射性元素を結合させてマウスに飲ませると、マウスの体内（腸壁）では吸収されず、ほとんどが排泄されてしまいます。しかし、β-グルカンの分子量が大きいほどガンを縮小させる抗腫瘍《こうしゅよう》効果が高く、分子量が小さくなると著しく抗腫瘍効果が落ちることが分かっています。これは、β-グルカンは腸壁から吸収されて働くわけではないことを表しています。実際は、腸壁のパイエル板にいる免疫細胞を刺激して働くのです（Chem. Pharm. Bull. 38（2）477–481［1990］）。

ちょっと難しい話となりましたが、頭の片隅にでも記憶しておいてください。そして、キャッチコピーなどに惑わされることなく、ご自身の知識において判断するようにしてください。そのためにも、本書を身近なところに置いて、気になったら再び読むようにしてください。私もそうですが、一度読んだからといって理解できるものではありません。人間、常に振り返ることが重要です。

本章では「免疫機能」や「免疫細胞の働き」について述べてきましたが、免疫機能が働かないとガンなどの病気になりやすく、免疫細胞がしっかり働けば病気にならないということはお分かりいただけたかと思います。

いよいよ次章では、「かかってしまったガンをどうしたら治せるか」について述べていきます。

図 6–5　腸のパイイル板

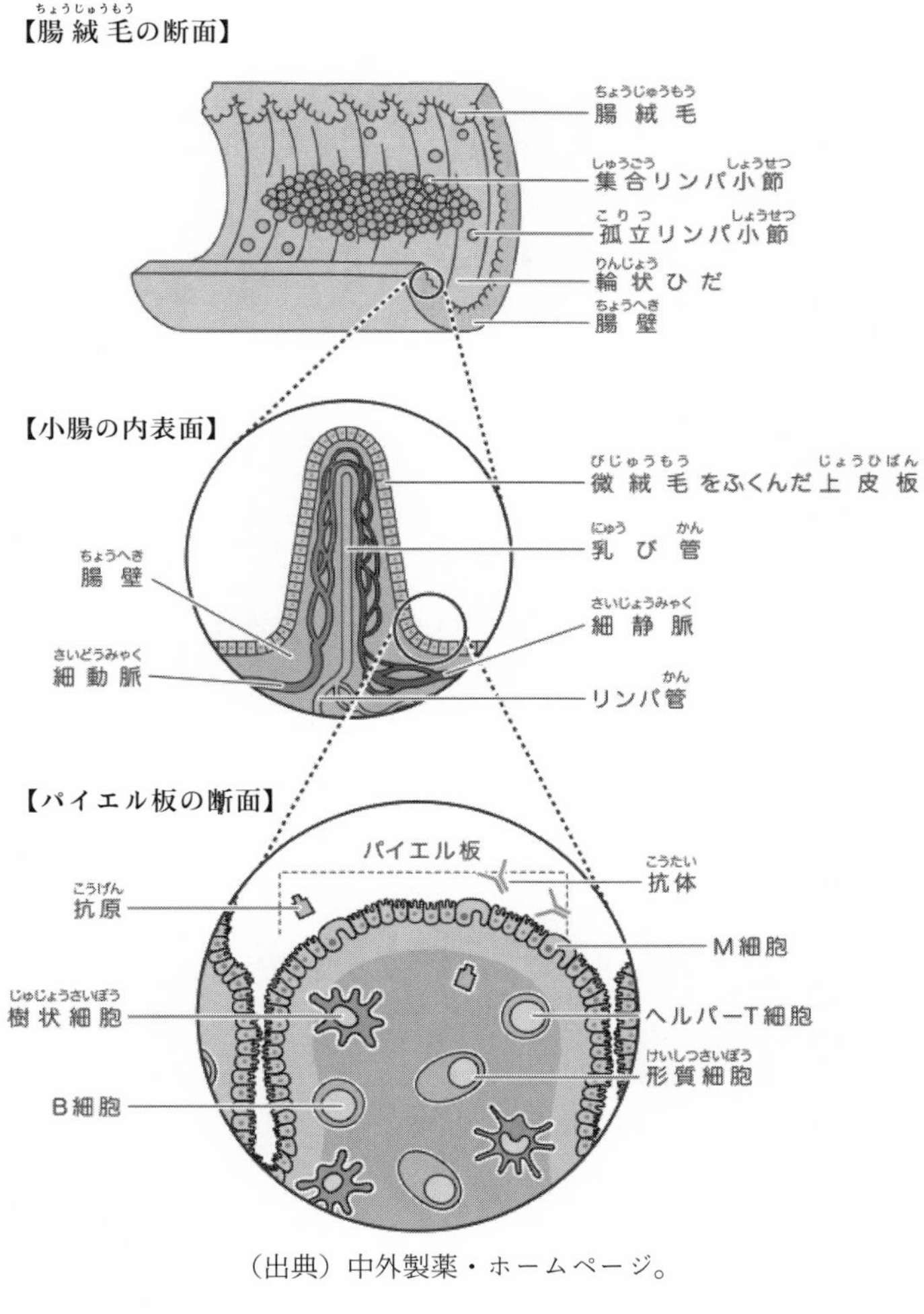
【腸絨毛《ちょうじゅうもう》の断面】
腸絨毛《ちょうじゅうもう》
集合《しゅうごう》リンパ小節《しょうせつ》
孤立《こりつ》リンパ小節《しょうせつ》
輪状《りんじょう》ひだ
腸壁《ちょうへき》
【小腸の内表面】
微絨毛《びじゅうもう》をふくんだ上皮板《じょうひばん》
乳び管《にゅうかん》
腸壁《ちょうへき》
細静脈《さいじょうみゃく》
細動脈《さいどうみゃく》
リンパ管《かん》
【パイエル板の断面】
パイエル板
抗体《こうたい》
抗原《こうげん》
M細胞
樹状細胞《じゅじょうさいぼう》
ヘルパーT細胞
形質細胞《けいしつさいぼう》
B細胞

（出典）中外製薬・ホームページ。

第7章　ガンが消えるメカニズム

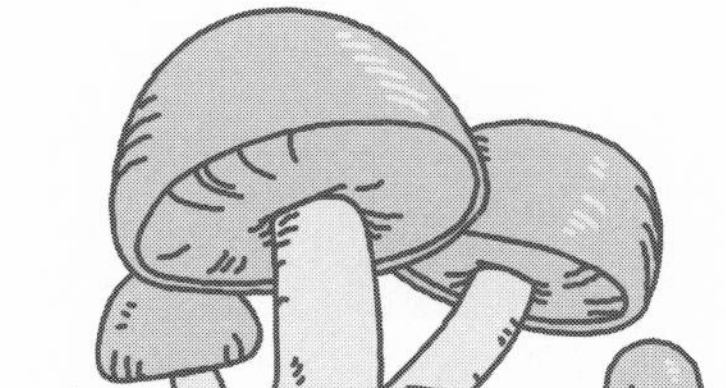

ガンに罹患した人が一番知りたいのは、「どのようにすれば治るのか」ということでしょう。本章では、「ガンが消えるメカニズム」について述べていきます。もちろん、その研究は順調に進展したわけではありません。一九九六年、ブラジルのキノコ農場から帰国し、ガンが消えるメカニズムの解明を目指して、すぐに東京薬科大学と共同研究を開始しましたが、途中、三年間ほど研究費が払えないという大ピンチに見舞われました。

以下において詳述しますが、そのとき、東京薬科大学の大野尚仁教授（一三一ページ参照）からは次のような温かい言葉をいただきました。

「研究費は、払えるようになってからでよいです。その間は、私たちだけで頑張ります」

そして、その期間は、従来に比べると約三倍もピッチが早い状況で研究が進められました。本当にありがたいことですが、このような事実も、「神のキノコ」がもっている魅力が影響しているのではないかと思っています。

アガリクス報道でキノコ産業は壊滅的なダメージ

一九九六年以後、研究は順調に進みましたが、ちょうど一〇年後の二〇〇六年二月一三日、厚生労働省から、「アガリクス（カワリハラタケ）を含む製品の安全性に関する食品安全委員会への食品健康影響評価の依頼について」という中間報告書が公表されました。いわゆる「アガリクス事件」です。

この事件の背景には、健康食品に関する「バイブル本」の存在や、健康食品において多くの薬事法違反がありました。そんななか、粗悪なアガリクス製品を摂取したことによる健康被害が発生したのです。その内容は、ラットを用いた中期多臓器発がん性試験において、三社の三製品のうち、一社（大手企業の子会社）の一製品に発ガンプロモーション作用が認められたというものです。

該当の一製品は中国産のアガリクスを原料としたものでしたが、テレビ、ラジオ、新聞、週刊誌などといった多くの報道機関が、「アガリクスに発がん作用」、「発がん促進作用」などと、一斉にセンセーショナルな報道を繰り返したのです。今まで「抗がん作用がある」としていたものが「真逆の報道」となったわけですから、大騒ぎになりました。

そのなかでも、NHKテレビがニュースで、「今、手元にあるアガリクスは飲まないでください」といった報道を繰り返し行ったことが社会に大きなインパクトを与えました。これらの報道に対する反応として、厚生労働省には、「自分の食べているものは大丈夫か？」、

「ガンに効くと思ったのにガンになるのか?」、「身内に食べさせていたが大丈夫か?」などといった電話相談があったようです。

問題を起こした一製品について、同社N社長が述べている部分の記事を紹介しておきます。

原料のキノコは中国の生産者から乾燥させたものを仕入れ、国内で粉末にしているといい、発がん促進作用の原因について担当者は、「(国内の)工程で危険なものが入るとは考えられず、現状では原料が怪しいといわざるを得ない」と話した。(東京新聞、二〇〇六年二月一四日付)

さらに、「二〇〇二年一二月から今年(二〇〇六年)一月までに、アガリクスによる体調不良を訴える声は八三件寄せられた。うち一件は肝炎で亡くなったケースだったが、因果関係は不明という」と書かれていました。

約三年の間に八三件の体調不良ですから、異常な多さと言えます。このような製品と、完全に管理された原料から製品化されたものを同類視されたらたまったものではありません。

そして、報道のわずか一か月後の三月二〇日、厚生労働省は残りの二製品について、「発がんプロモーション作用は認められなかった」と発表しましたが、この事実を報道するマスコミは皆無に近い状態でした。よって、「手元のアガリクスは飲まないでください」という報道は社会に「生きたまま」となったわけです。

さらに、その事故を起こした大手企業の子会社がすぐに解体されたため、厚生労働省の原因究明は一向に進みませんでした。アガリクスに対する最終的な安全宣言が厚生労働省から出されたのは二〇〇九年七月で、センセーショネルな報道から三年五か月が経っていました。この事実上の「安全宣言」も、ニュースとしての取り扱いは皆無に近い状態でした。

アガリクスにかぎらず何事においてもそうですが、トラブル（パッシング）に対しては大きく報道するマスコミは、その詳細や収束したという事実に関しては興味がないようです。どうやらマスコミは、「悪者づくり」がお好きなようです。よって、国民には「悪いニュース」だけが記憶に残ってしまい、まったく関係のないキノコも、問題を起こした一製品と同一視されたままとなったわけです。みなさんも、ニュース報道にはくれぐれもご注意を！

注目を浴びたアガリクスの歴史

日本におけるアガリクスの歴史を振り返ると、一九八〇年の日本癌学会総会において、三重大学医学部よって「アガリクスの抗腫瘍活性」が報告されました。これがきっかけとなって抗がん効果に期待が寄せられ、各方面で精力的に研究が進められ、さまざまな製品の販売が行われてきました。二〇〇一年には、「厚生労働省がん研究助成金」による研究班が組織され、「我が国におけるガンの代替療法に関する研究」も行われています。

その調査結果は、二〇〇五年に学術論文として発表されています。それによると、ガン患者の四四・六パーセント（一三八二名／三一〇〇名）が何らかの代替医療（西洋医学以外の医療）を一種類以上行っています。そのうち「健康食品・サプリメントを使用する」という答えは九六・二パーセント、「気功」は三・八パーセント、「灸」は三・七パーセント、そして「鍼」は三・六パーセントでした（複数回答可）。

また、「健康食品・サプリメント」のうち六〇・六パーセントは「アガリクスの使用」という回答で、ガンの代替療法として世の中に広く受け入れられてきました。

このようにアガリクスは、国内外の市場において多くの人に認められてきたのです。もちろん、「神のキノコ」に対する研究も順調に進んでいました。その成果は、国際論文として世界の科学誌に数本が発表されましたし（その時点）、海外から高い評価を得ていました。

ところが、市場規模が拡大して行く過程において、世の常である低品質の商品やバイブル本を利用した販売が横行するようになったわけです。まさに、市場は玉石混交の状態となっていきました。そして、突然、前述した「アガリクス事件」によって大きな逆風を受けたのです。

風評被害

二〇一一年に発生した東日本大震災のときもそうですが、いったん広がってしまった「悪いニュース」を収束させるのは難しいものです。確かに、マスコミ各社はこの「風評被害」に対して「気をつけてください」などと連呼しましたが、その発端がどこにあったのかということにはほとんど触れません。このような姿勢、何とかならないものでしょうか。

いずれにせよ、「アガリクス事件」のため、まったく関係のないアガリクス製品まで「発がん促進作用がある」といった「風評被害」が広まり、悪いイメージが定着してしまったのです。この事件から一六〜一七年が経過している現在でも、この報道を信じている人がいるほどです。それほど恐ろしい風評被害でした。

この「アガリクス事件」に関する報道は、言うまでもなくキノコ業界に深刻なダメージを与えました。矢野経済研究所の調査では、二〇〇五年に三一五億円ほどあった市場マーケットが、「一気に六分の一ほどまで急激に縮小した」となっています。

これによって、関係のない多くの企業までが廃業や撤退を余儀なくされました。私たちも多大な影響を受け、本章の冒頭で述べたように、研究費も払えないような状態に陥ったわけです。

また、私が関係している別の会社も、その余波を受けて「倒産」の憂き目にあいました。さらに、「キノコを研究している」と言うだけで、私たちも「白い目」で見られるようになったのです。アガリクスを研究していた東京薬科大学の大野尚仁教授（当時）も、この時期について次のような話をされていました。

「この風評被害により、アガリクスだけでなくキノコ全体の研究者までもが研究現場から去っていきました。研究者がいなくなったことは、今後、人類にとって有望なキノコ産業と日本の医療にとって大きな損失になった」

これまで日本は、キノコから医薬品を初めて開発するなど世界のキノコ産業ではトップを走ってきましたが、過度な風評被害が理由で有望産業からの撤退を余儀なくされたことを大野教授は語っています。日本の産業競争力が落ちていく一例と言えるでしょう。

報道後に届いた愛用者からの反応

ところで、センセーショナルな報道がされた翌日、「KA21アガリクス」の愛用者数人から連絡が入りました。前日の夕方から時間帯ごとに、「手元のアガリクスは飲まないでください」といったニュースを耳にした人からのものです。

「キノコの会社が倒産してなくなるのではないか？　もし、もしなくなったら……私たちはこのキノコで命をつないでいるので、何としてもここは頑張り、生き残ってほしい！」という激励の言葉でした。マスコミ報道に対して、愛用者も自分たちの生死を左右するほどの衝撃を受けたようです。

愛用者から「頑張ってほしい」という激励が届いたほか、共同研究の大野教授からは、前述のように「研究費が払えなくとも、自分たちだけでも研究は続ける」といったメッセージを聞き、涙が出るほどうれしかったです。大ピンチに陥った場合、そこから逃げるというのが一番簡単かもしれませんが、KA21アガリクスで命をつないでいる人がいることを考えると決して逃げられません。あたかも「神のキノコ」の代弁として、愛用者と教授から「頑張れ！　何としてもこの難局を乗り越えて研究を継続しろ！」と言われたような感じがしました。これこそ、神様からのメッセージなのかもしれません。

世界の先頭を走っていた日本、今や最下位クラス⁉

第2章の冒頭でも述べましたように（二四ページ）、日本は世界に先駆け、キノコのカワラタケからクレスチン、シイタケからレンチナン、スエヒロタケから「ソニフィラン」という抗がん作用のある医薬品を開発した歴史を有し、薬用キノコの研究は「世界のトップ集団を走っていた」と言われています。しかし、二〇〇六年の「アガリクス事件」以来、キノコの研究者が大きく減り、今や他国に抜かれてしまい、最下位クラスにまで落ち込んでいるように思われます。

このような日本の研究状況について、東京薬科大学の大野尚仁名誉教授は業界紙の取材に対して次のように話しています。

――キノコの機能性研究は活発なようですね。

世界全体で見ればそうかもしれません。パブメド医療文献のデータベース（PubMed）で『β-グルカン』をキーワードに検索すると、二〇〇〇年から現在までで

（7）　　令和４年２月１０日（木曜日）

特集 キノコ素材

有用成分はβ-グルカンやミネラル
免疫賦活、腸内細菌介す作用も

免疫に良さそうなイメージが持たれているキノコ。実際に、摂取するとどのような健康効果が期待できるのだろうか。キノコを含む真菌や、キノコの主要活性成分とされる「β・グルカン」、その受容体などを長年研究している東京薬科大学の大野尚仁名誉教授に、キノコの健康効果について話を聞いた。

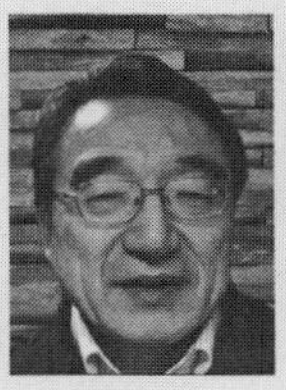

東京薬科大学
大野尚仁名誉教授

──キノコの健康効果にはどのようなものがありますか。

「まず、ほとんどのキノコに含まれる有効成分を紹介すると、ビタミンD、亜鉛、セレン、ポリフェノールのリグニン、アミノ酸誘導体のエルゴチオネイン、β・グルカン、食物繊維などが挙げられます。このうち、ビタミンDはマクロファージを活性化するほか、骨を強くすることで骨粗しょう症に有効という報告があります。亜鉛とセレンは、体内の抗酸化酵素であるグルタチオンペルオキシダーゼなどが、活性化する時に必要となるミネラルです。抗酸化酵素は、免疫機能と密接に関わっているので、亜鉛やセレンは高齢者向けの介護食にも数多く配合されています。最近、高齢者で問題となっている『フレイル（虚弱）』では、食べても栄養が吸収されないため、免疫機能が低下します。そこで、抗酸化酵素を活性化させて、体内の活性酸素を除去し、細胞を元気にして免疫機能を高めるという狙いで、亜鉛やセレンは介護食に利用されています。また、亜鉛については、白血球などのリンパ球を増やす機能があり、異なるメカニズムで免疫機能向上に働きかけます」

──キノコに含有する代表的な機能性成分とされるβ・グルカンでは、どのような健康効果が期待できますか。

「β・グルカンは、キノコの成分の中で最も多くの人が研究し、国内だけでも60年以上の研究の歴史があります。機能性は海外論文を見ると、免疫調節、抗炎症、抗ウイルス、骨粗しょう症抑制、抗肥満、末梢神経再生などの機能を持つ可能性が確認されているほか、神経変性疾患や呼吸器系疾患、皮膚疾患、メタボリックシンドロームなどに有用と着目され、研究が行われています。β・グルカンの機能性研究は、1960年代から行われてきましたが、当時は受容体が明らかではなかったため、見出された機能も万人が認めるものではありませんでした。しかし、2000年に受容体『デクチン1』が発見されたことで、β・グルカンは自然免疫活性化物質として明確になり、キノコの最も重要な機能性成分となりました。キノコに含有するβ・グルカンは『β・D・グルカン』と表記されることもありますが、その多くはβ1・3・1・6グルカンでしょう」

──β・グルカンは水溶性食物繊維でもあります。腸内細菌にも作用しますか。

「腸内細菌叢のバランスを変化させて、間接的に様ざまな機能を示します。その一つとして、β・グルカンは動物試験で潰瘍性大腸炎を改善することが確認されていますが、そのメカニズムは、大腸炎のために生じた腸内細菌叢の乱れを、正常に戻して大腸炎を改善する可能性が示唆されています。また、キノコそのものについても、腸内細菌に影響を与えていると報告する論文は結構ありますよ」

──キノコの機能性研究は活発なようですね。

「世界全体で見ればそうかもしれません。パブメドで『β・グルカン』をキーワードに検索すると、2000年から現在までで1万1896件、『薬用キノコ』では、4971件の文献がヒットします。薬用キノコでヒットした文献を新しいものから順に200件見ると、今年の文献から2019年の文献までが出てきますが、その中に日本の文献は5件もありません。日本が薬用キノコの領域で、研究をリードできていないことの証左と言えるでしょう。最近のβ・グルカンの文献を調べても、海外はキノコを使った研究を数多く実施しています。日本の研究者にも、もう少し頑張って欲しいですね」

（出典）健康産業流通新聞、2022年２月10日付。

一万一八九六件、『薬用キノコ』では四九七一件の文献がヒットします。薬用キノコでヒットした文献を新しいものから順に二〇〇件見ると、今年の文献から二〇一九年の文献まで出てきますが、その中に日本の文献は五件もありません。日本が薬用キノコの領域で、研究をリードできていないことの証左と言えるでしょう。最近のβ-グルカンの文献を調べても、海外はキノコを使った研究を数多く実施しています。日本の研究者にも、もう少し頑張って欲しいですね」（健康産業流通新聞、二〇二二年二月一〇日付。漢数字に置換）

以上のように、日本のキノコ研究は世界に比べると大きく縮小・停滞状態になっていると言えます。

キノコから高級バッグ

キノコの研究が海外では多領域にわたって進んでいる例を紹介しましょう。

近年、バッグや靴、財布などに使われる本革を、サステイナブルな観点からキノコからつくっています。今まで、牛や羊などの動物の皮を利用していましたが、動物愛護の観点からも、世界的なブランドが「脱動物性素材」の動きを強めています。とくに、最近注目されているのがキノコからつくったレザー（英文では「Mashroom-Based Leather（マッシュルーム・レザー）」）です。

キノコ由来の代替レザーについて調査したオーストラリアのロイヤルメルボルン工科大学の発表によると、キノコを活用してレザーに応用する技術は、「菌糸体」と呼ばれる構造を利用しているとのことです。「キノコの革」は本物の革と同じような見た目で、耐久性もあり、短期間で製造できるとも言います。

動物は何年もの年月をかけて飼育しなければなりませんが、キノコの場合は数週間程度で単一胞子から大きくなります。環境負荷に関する視点から見て、家畜による二酸化炭素などの温室効果ガスの排出量のことはよく知られていますが、キノコではその量がまちがいなく減ります。つまり、地球環境への配慮が可能になるわけです。

すでにアメリカの企業が数年前に製造技術の特許を取得しており、二〇一九年にアメリカ、イタリア、インドネシアで、腕時計、財布、靴などの試作品が発表されています。また、エルメス（Hermes）が、キノコを原料にした人工レザー「シルヴァニア」を用いたバッグ「ヴィクトリア」をシリーズ化していますし、アディダス（adidas）はシューズレザーとしてスニーカーに使うと言っています。

このような話を耳にすると、キノコの研究者が激減し、日本の研究水準が落ちていくという状況は誠に残念でなりません。

アガリクス事件の海外の反応——日本は何をやっているのだ!

ところで、「アガリクス事件」の翌年となる二〇〇七年、スロベニア・リュブリャナで行われた「第四回 国際薬用キノコ学会」に参加しました。アガリクス事件のダメージがあったものの、翌年ということもあって、日本からは神戸大学、静岡大学、九州大学、東京薬科大学などといった大学や多くの企業がこの学会に参加しました。事件から約一年五か月が経過していましたが、この時点でも、厚生労働省における当該一製品の原因究明はまったく進んでいませんでした。つまり、「風評被害」は残ったままという状態でした。

このとき、日本のアガリクス報道を冷静に見ていた国際薬用キノコ学会のソロモン・ワッサー（Solomon P. Wasser）会頭から次のようなコメントが発せられました。

「一企業が起こした問題を、あたかも全体のアガリクスに問題があるとしている。今日まで日本は何をやっているのか!?　おかしな国だ！」

日本の行政に対する強い不信感です。日本のみなさんは、この言葉をどのように受け止めますか。

多くの大学や研究機関が加わり、国際論文は三二本

その後、東京薬科大学との研究によって新事実が次々と国際論文として発表されると、その反響とともに「神のキノコ＝KA21アガリクス」がもつ神秘性が理由で、日本を代表する大学や研究機関が続々と研究に加わってきました。

最初に順天堂大学・医学部、次は近畿大学・医学部、そして東京大学「食の安全研究センター」、麻布大学・獣医学部、慶應義塾大学・医学部・ヘルスサイエンスラボ、国立長寿医療研究センターなどが加わったのです。

また、医療現場からは、西洋医学をベースに漢方医学・未病医学の専門機関である「未病医学研究センター」のほか、日・米・欧のガン医療に精通し、ガン・難病を得意としている「健康増進クリニック」（二〇一ページ参照）が加わりました。

そして、これまでの困難や苦難を乗り越えて生まれた研究成果（英論文）は、β－グルカンによる抗腫瘍《こうしゅよう》効果、NK細胞活性化効果、糖尿抑制効果、自律神経調整作用、心臓や肝臓

の保護作用、抗がん剤の副作用軽減効果など三二本（巻末に記載）となり、世界の学術雑誌に掲載されています（詳細を知りたい方は、いずれもPubMedで閲覧可能です）。

次節では、これら各大学や医療機関との共同研究で得られた研究エビデンスをベースにして考えられる、「ガンが消えるメカニズム」について触れていくことにします。

「神のキノコ」に含まれる成分とすぐれた機能性

非常に重要なことですから、神のキノコに含まれる成分と機能性について、改めて確認していきましょう。何事においてもそうですが、「振り返る」とか「繰り返す」という行為によって、人間は知識を蓄えていくものです。一度聞いただけで「分かった」ような気にはなりますが、実のところ、ほとんど理解していないものです。

「アガリクス事件」を思い出してください。繰り返し、繰り返し報道されるニュースで耳にしたために、「悪印象」が頭にこびり付いてしまったのではありませんか。ここでは、それを完全に払拭するために、同じく「繰り返す」ことにしましょう。

GABAと自律神経とストレス

アメリカの医療統計によれば、病気の原因の約九割は「ストレス」と言われ、ガンの要因になるとも言われています。日本でもストレスは「万病のもと」と言われ、過労による自殺や心臓マヒでの死亡といったニュースが多く、「高ストレス社会」であると言えるでしょう。

このストレスを軽減し、気持ちを落ち着かせ、リラックス効果があるとされる「γ-アミノ酪酸（GABA《ギャバ》）」がKA21アガリクスにはたくさん含まれています（六一ページ参照）。

さらに、東京大学「食の安全研究センター」と行った共同研究を、簡略して説明します。先に述べたように、「高血圧自然発症ラット」を使ったものです。

ストレスは交感神経の過緊張を招き、血行不良や免疫力の低下、低体温などさまざまな全身症状をつくりだしてガンの要因となります。ストレスを軽減するためには、自律神経の調整作用が必要となります。要するに、身体が健全に機能するか否かが大切なポイントになるということです。

キノコ対ストレス

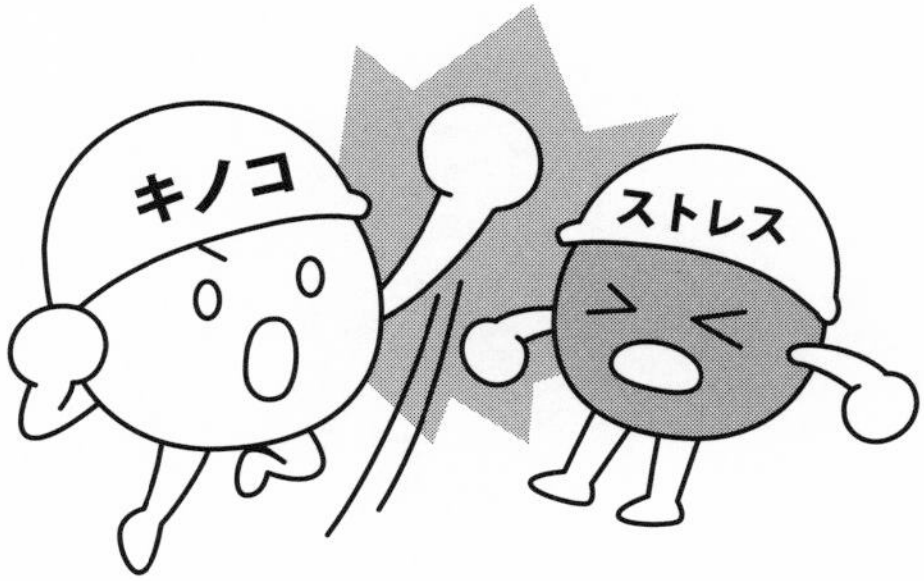

自律神経の調整作用がうまく機能しないと、ストレスの処理がうまくできません。自律神経は、交感神経（活動する神経）と副交感神経（休む神経）が必要に応じて切り替わるといった形で健全に機能します。

研究に使われた「高血圧自然発症ラット」は、先天的に交感神経の活動が高まりすぎて高血圧症が進行し、心拍数が高くなるというラットです。それにKA21アガリクスを投与すると、ラットの血圧も心拍数も抑制されました。これは、交感神経の活動を抑え、副交感神経が優位となり、自律神経の調整作用が認められたことになります（一四二ページ参照）。つまり、自律神経の乱れによる不調の改善（ストレスの軽減）効果が期待されるということです。

「強いストレスから解きほぐすときの有力な武器になる」と、サンパウロの自然療法医エドワルド・ランバート先生（九ページ参照）も言っていましたので、まちがいないでしょう。

セレン、亜鉛などのミネラルと抗酸化力

ガンの要因の一つとして、過剰な活性酸素種の発生が挙げられます。この事実、まだ覚えていますか。通常、人間が呼吸をするとき、体内に取り込まれた過剰な活性酸素種は、体内のタンパク質と反応してその機能を損なったり、脂質を酸化して過酸化脂質を生じさせ、遺

伝子の損傷を引き起こしたりします。これが、ガン、老化、動脈硬化、生活習慣病などの原因になると考えられています。

この活性酸素を消去してくれるのが抗酸化酵素です。SOD酵素（スーパーオキシドディスムターゼ）、グルタチオンペルオキシダーゼ、カタラーゼがそれに当たります。そして、その抗酸化酵素には補酵素としてのミネラルが必要となります。そのミネラル（セレン、鉄、マグネシウム、亜鉛、銅、マンガン）をKA21アガリクスは多く含んでいるのです。とくに、セレンは抗酸化酵素の多くに含まれています。

そして、抗酸化酵素によると考えられる活性酸素種吸収能力や消去能力の抗酸化力を表すORAC値とTEAC値は、ほかの食材に比べて、いずれも高い数値を示しています（一三七～一三九ページ参照）。この事実は、ガンを引き起こす要因となる余分な活性酸素種を打ち消すことにつながります。

活性酵素種対キノコ

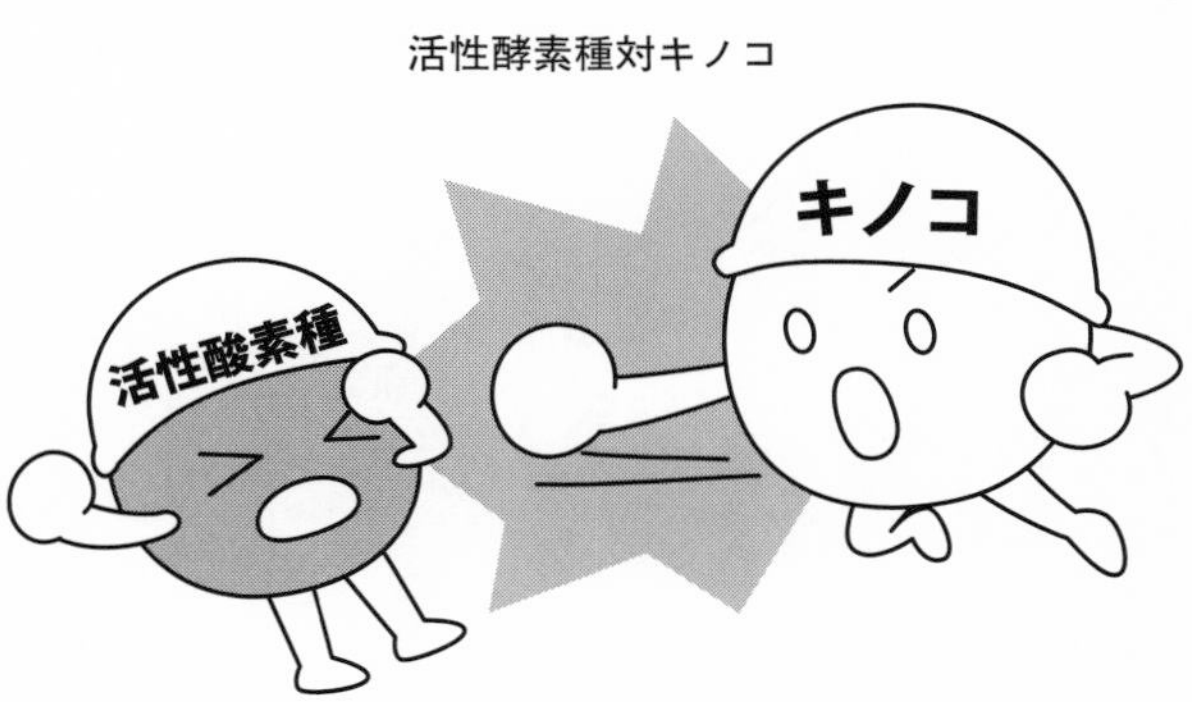

β-グルカンと免疫力

β-グルカンとは、ブドウ糖（単糖）がたくさんつながってできた高分子多糖体の一種ですが、その形（構造）によって抗腫瘍《こうしゅよう》効果（腫瘍を縮小させる効果）の「ある」ものと「ない」ものに分かれます。太陽光を浴びたKA21アガリクスには、同じ菌株を使用したハウス栽培のアガリクスより一・五倍ほど、主成分と言われるβ-グルカンが多く含まれています。また、その構造は、「長鎖β-1,6含有β-1,3グルカン」という特異な構造（一七四ページ参照）をもっており、抗腫瘍効果があります（一四〇ページ参照）。

ＧＡＢＡ《ギャバ》、ミネラル、β-グルカンなどの多様な成分がKA21アガリクスには含まれているわけですが、西洋医学の視点では、どれかを主成分として、それをピュア（純粋）に生成した場合はほかの成分はそぎ落とされることになります。となると、「残った成分のみだけで効用はあるのか？」という疑問が浮かんできます。

たとえば、β-グルカンを主成分と考えて、ＧＡＢＡや抗酸化ミネラルを削ぎ落とした場合は、ＧＡＢＡによる睡眠とストレス軽減効果、抗酸化ミネラルの場合は活性酸素消去能力が失われることになります。そこで改めて、研究がスタートしたときに東京薬科大学の宿前教授（当時、一三一ページ参照）に言われた言葉、「薬用キノコは加工するな！　キノコは自分のもっている成分の総合力で効く！」が思い起こされます。

β-グルカンに対する抗体の発見、メカニズムの一端が見えてきた

多糖体のβ-グルカンも、ほかの栄養素と同じく身体に吸収され、免疫賦活活性を示すという考え方が一般的でした。しかし、β-グルカンは高分子であるため、小腸から吸収されるには大きすぎます。それが理由で、吸収をよくするために低分子化した商品が市場では大多数を占めているのですが、代謝が早くなってかえって逆効果と思えてなりません。

そこで、放射線で標識したβ-グルカンをマウスに飲ませて確認したところ、腸壁からはほとんど吸収されませんでした。しかし、アガリクスはそのまま食べても高い活性を生みます。自然のま

図7-1　抗体のモデル図

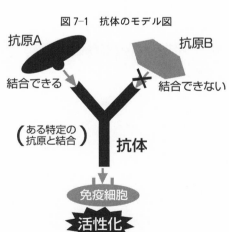

まを大切にすることが重要であると考えます。

実際、高分子のままと低分子化したβ-グルカンを比較すると、高分子のβ-グルカンのほうが抗腫瘍《こうしゅよう》効果の高いことが分かっています。

なぜなのでしょうか。ある研究の途中で、すべての人間がβ-グルカンに対する抗体をもっていることが分かったのです。前ページの**図7-1**に示すように、抗体分子は一方の部位が抗原と結合し、別の一端が免疫系の要素と結合して、免疫細胞を活性化することが分かりました。

この研究結果をふまえると、消化管粘膜にたくさんある樹状細胞の表面にある自然免疫受容体であるデクチン-1[1]にβ-グルカンが結合することで免疫系が活性化される、と考えられます。さらに詳しく述べると、**図7-2**のように、免疫細胞の樹状細胞の受容体デク

図 7–2　疫細胞（樹状細胞）の受容体

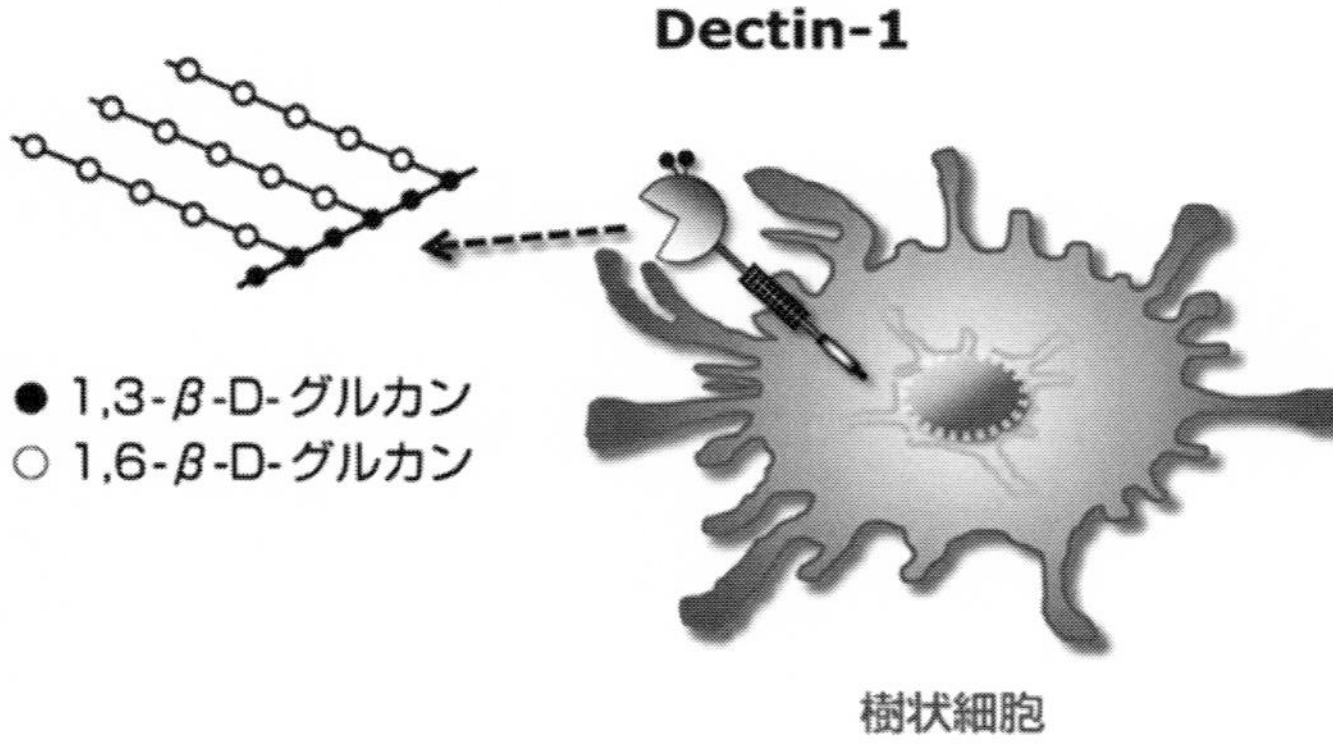

チン－1がβ－1,3グルカンに結合して、免疫細胞を活性化するサイトカインのＩＬ－12、ＩＮＦ－γなどが産生《さんせい》・放出されるということです。(2)

アガリクスを飲むと抗β－グルカン抗体価が上昇し、カンジタ菌にも反応

研究では、β－グルカン抗体価の上昇メカニズムについても考察しました。これは、東京・市ヶ谷の「健康増進クリニック」(3)の協力を得て、東京薬科大学・免疫学教室とともに行った研究です。

人間は血中に抗β－グルカン抗体をもっているわけですが、真菌による感染が内臓などの

（1）（Dectin-1）細胞膜上に存在するタンパク質で、細胞外にβ－ルカンなどの糖鎖を認識する受容体をもっていて、真菌の感染防御に重要な役割を果たしている。

（2）これらの詳細は、以下の論文に掲載されています。Role of anti-beta-glucan antibody in host defense against fungi. / FEMS Immunol Med Microbiol. Apr 1;44（1）: 99-109.（2005）Anti beta Glucan Antibody in Cancer Patients（Preliminary Report）Int. Med Mushr. v6. i1. 41-48（2004）

（3）〒102-0074　東京都千代田区九段南4-8-21山脇ビル5Ｆ　ＴＥＬ：03-3237-1777

図7–3　健常者と深在性真菌感染症患者の血中抗β–グルカン抗体価

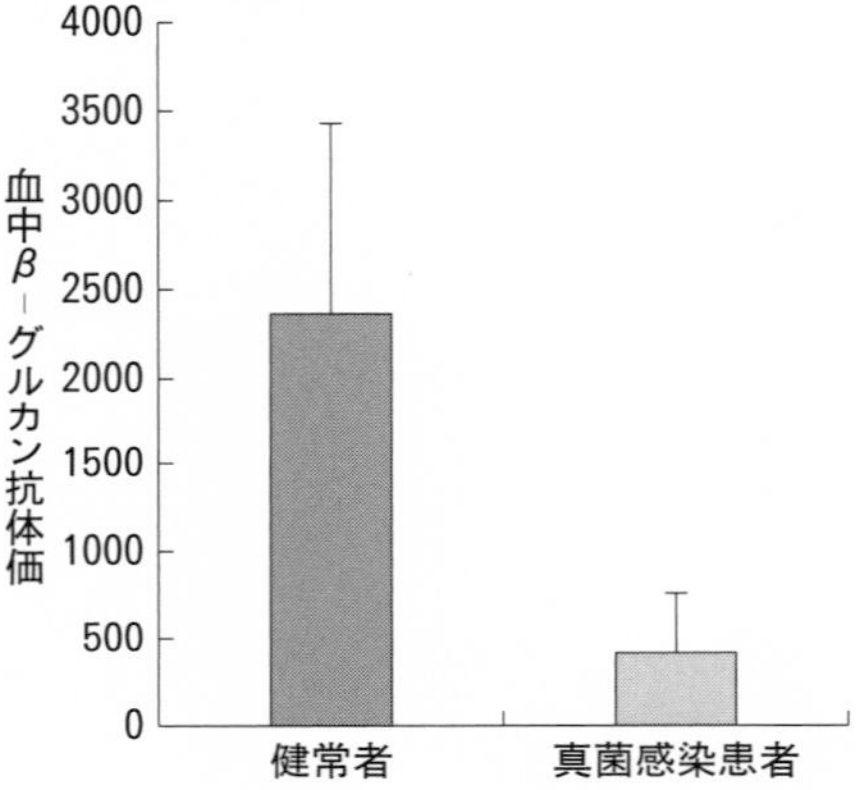

図7–4　アガリクスKA21株の経口摂取によるβ–グルカン抗体価の上昇率

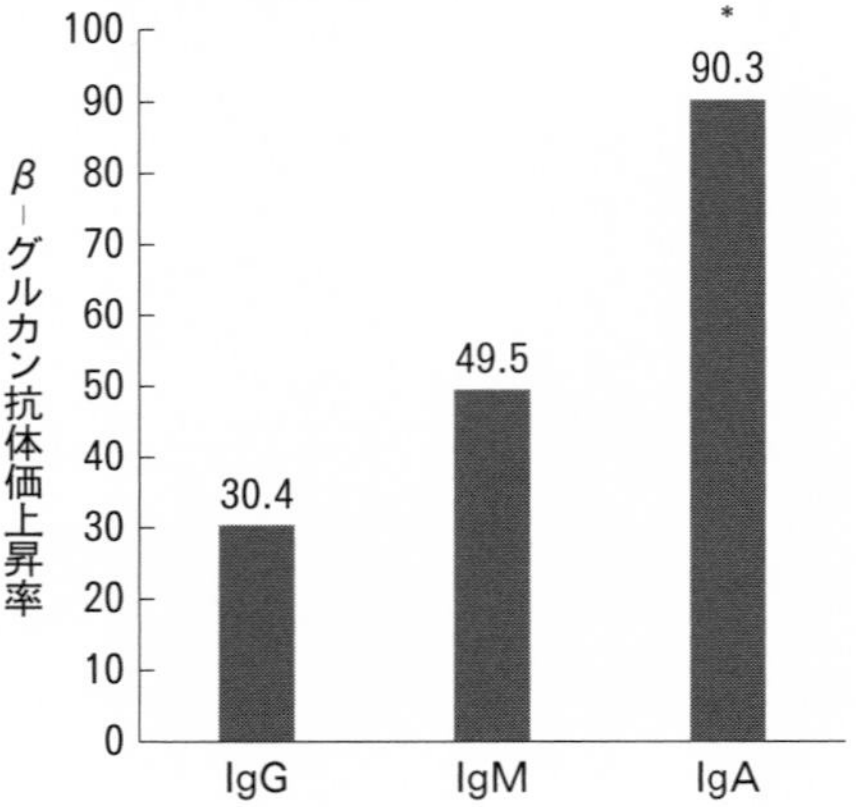

臓器にまで及ぶ深在性真菌症患者の血中抗β–グルカン抗体価は、健常者と比較すると低下していることが報告されています（図7–3参照）。また、KA21アガリクスを経口摂取すると、抗β–グルカン抗体が上昇することを見いだしました。

さらに、抗体のIgG、IgM、IgAのうちIgAの増加がもっとも顕著であったことから、粘膜からの感染防御の強化に有用であることが示唆されました（**図7－4**参照）。

IgA抗体とは、喉の表面、腸の内側、気管支の内側の壁、腸壁などの粘膜の表面や唾液に存在し、侵入してきた病原菌やウイルスなどの侵入を防ぐといった働きに関与しています。母乳にもたくさん入っており、「母子免疫の要」となる抗体です。アガリクスを経口摂取することによってIgA抗体が上昇するということは、カンジタなどの病原性真菌に対する感染防御機能を強化している可能性が示唆されます。

また、アガリクスと病原性カンジタ菌のβ－グルカンの構造式は、**図7－5**に示すように非常に似ており、アガリクスの摂取によって産生《さんせい》された抗β－グルカン抗体は、カンジタ菌などの病原性真菌のβ－グルカンに対しても反応することが確認されました。

図7-5　β-グルカン抗体とアガリクス、カンジタ菌のβ-グルカンの構造

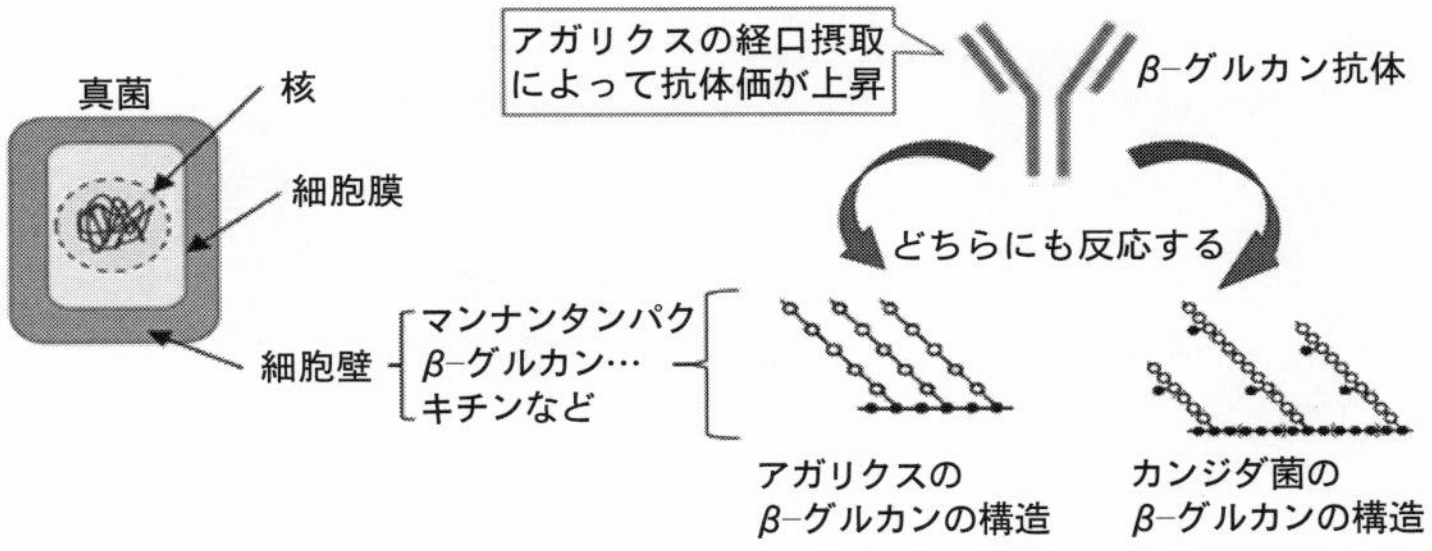

アガリクス（β－グルカン）を飲むと免疫細胞が活性化

前節の内容と免疫細胞との関係がよりイメージしやすいようにイラストで表現しますと、下図のようになります。本書におけるもっとも重要な箇所ですので、しっかりご理解ください。まず、β－グルカンを飲むとどうなるのかについて説明しましょう。

人体の入り口である口や喉などの粘膜、および免疫細胞の約六〇パーセントが集まっている腸では、常に侵入してくる細菌やウイルスを待ち構えています。そこにKA21アガリクス由来のβ－グルカンを飲むと、そのβ－グルカンがカンジタ菌と似ていることから敵が侵入したと思い、マクロファージや樹状細胞がβ－グルカンを攻撃

β－グルカンを飲むとどうなるか？

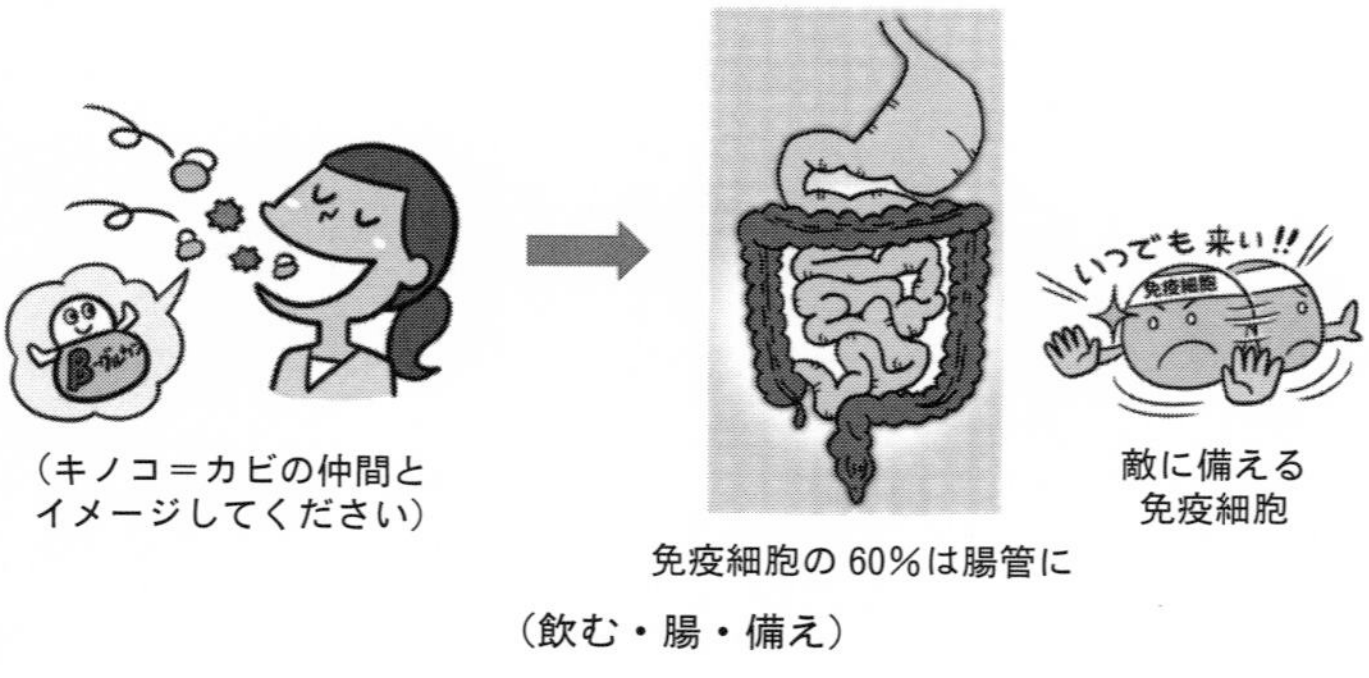

(キノコ＝カビの仲間と
イメージしてください)
免疫細胞の 60％は腸管に
敵に備える
免疫細胞

（飲む・腸・備え）

して捕えます。

捕えた敵（β-グルカン）の情報は、即座に司令塔であるヘルパーT細胞に伝えられます。その情報をもとにして、ヘルパーT細胞からキラーT細胞、B細胞に攻撃命令が下り、全身に潜むガン細胞、ウイルス、細菌が攻撃されると考えられます。さらにたとえを広げれば、カンジタ菌に似ているβ-グルカンは、悪者の服装をしている「おとり捜査官」といったイメージになります。

腸管内の偵察隊の免疫細胞がβ-グルカンを見つけると、おとり捜査官だとは知らずに、ほかの異物を見つけたときと同じく指令を飛ばして攻撃隊のスイッチを入れます（免疫力アップ）。攻撃隊の免疫細胞は、腸管内の病原菌だけでなく、毎日、全身に発生している異物（ガン細胞）などとも戦ってくれるのです。

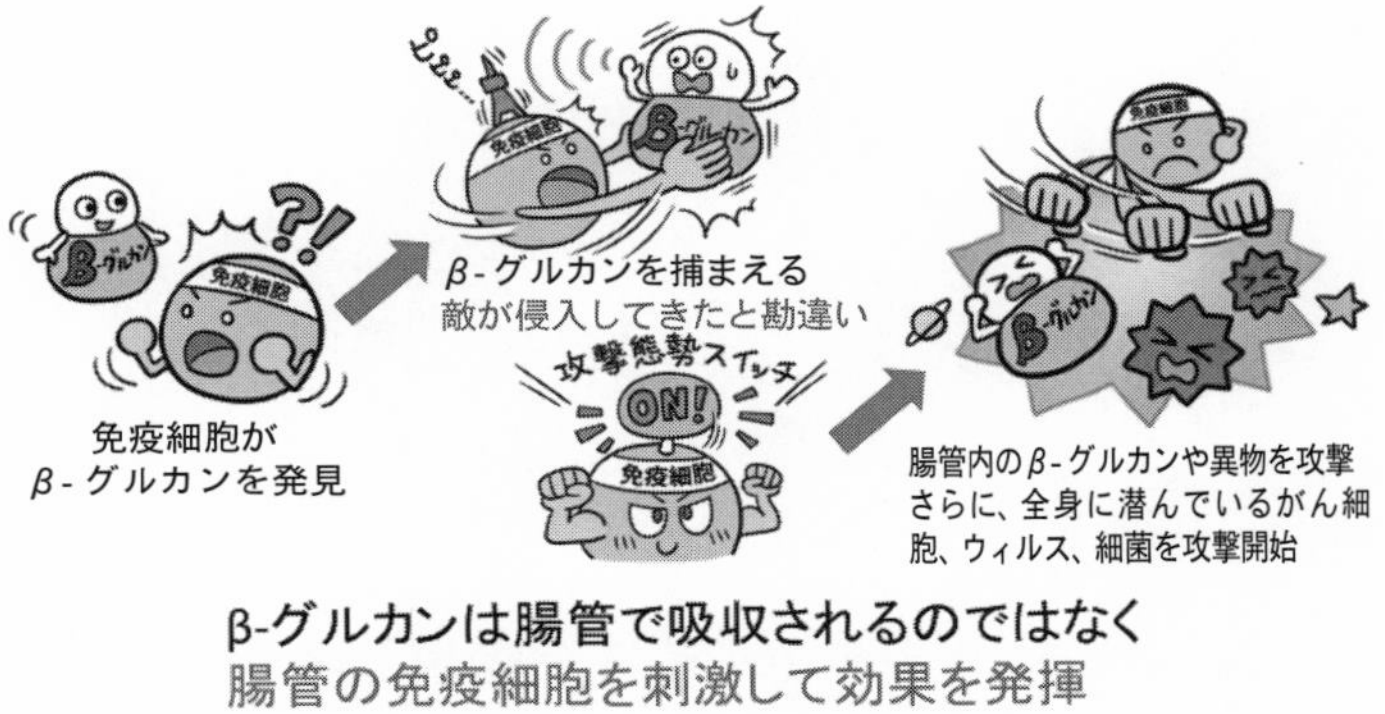
免疫細胞が
β-グルカンを発見
β-グルカンを捕まえる
敵が侵入してきたと勘違い
攻撃態勢スイッチ
ON!
腸管内のβ-グルカンや異物を攻撃
さらに、全身に潜んでいるがん細胞、ウィルス、細菌を攻撃開始

β-グルカンは腸管で吸収されるのではなく
腸管の免疫細胞を刺激して効果を発揮
（発見・備え・スイッチ・攻撃）

ヒト臨床研究でナチュラルキラー（NK）細胞の活性化

順天堂大学、未病医学研究センター、そして東京薬科大学と私どもの四者による共同研究において、モデルマウスを用いた基礎研究とヒトを対象とした臨床研究を行った結果、ナチュラルキラー（NK）細胞が活性化することを確認しています。ちなみに、順天堂大学医学部の「免疫講座」は、NK細胞の研究で国際的に有名です。

病気にならず、健康な日常生活を送るためには免疫力を高めること、それには運動や睡眠、ストレスをためない、などが重要と言われています。しかし近年は、体内にある「ナチュラルキラー細胞」を活性化させて免疫力を高めるといった方法が多くの人々の関心を集めています。

私たちの身体を外敵から守る免疫システムは、前述したように、多くの免疫細胞のチームワークによって機能しています。免疫細胞がそれぞれの役割をもち、外敵を常に監視し、発見して直ちに攻撃して排除を行います。その際に重要な役割を担っているのがナチュラルキラー（NK）細胞というリンパ球です。

ヒト臨床研究においては、KA21アガリクスの摂取によってNK細胞が活性化するのか否か、またガンを縮小させるのか否かが非常に重要なポイントとなりました。以下で、その研究内容を紹介していきましょう。

健常者八名のNK機能を測定しました。免疫機能の測定方法は二重盲検方式です。二重盲検方式とは、実施している薬やサプリメントなどの性質を、医師（観察者）と被験者に不明にした状態で行う方法です。被験者を「KA21アガリクス三グラムの飲用群」と「プラセボ三グラムの飲用群」に分け、七日間飲用後、末梢血中のNK活性を測定しました。次に二か月の期間を置き、七日間飲用試験を逆にして、同様の試験（クロスオーバー方式）を行いました。

その結果は、人間が飲用するとNK細胞の活性がプラセボ群では上がる人と下がる人がいましたが（**図7-6**右参照）、

図7-6　NK細胞の活性

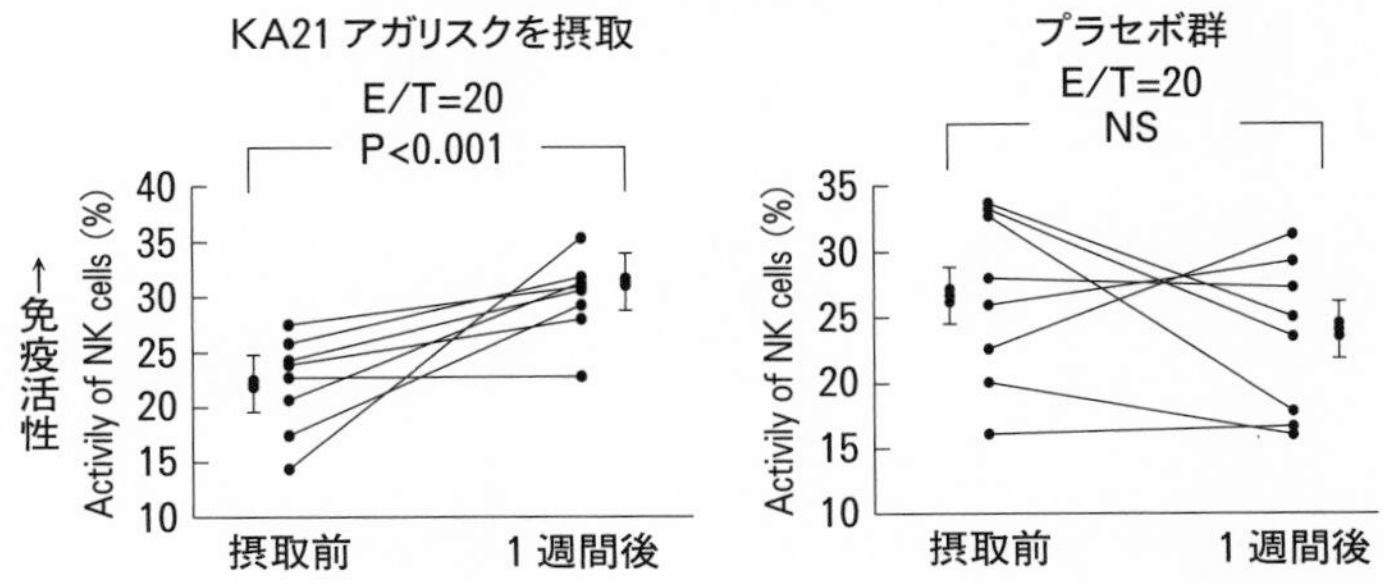

アガリクス群では有意（偶然ではなく意味がある）に増加することが分かりました（図7―6左参照）。

また、モデルマウスを用いた基礎研究では、抗腫瘍《こうしゅよう》効果、癌抑制効果、炎症性サイトカインの抑制効果、肝臓の保護作用をもつことが客観的に明らかとなっています。この作用については、ヘルパーT細胞の比率増加、およびNK細胞活性の増強が関係していると示唆されました(4)。

ヒト臨床研究で睡眠と疲労感の改善

次の研究は、同じくヒト臨床によるもので、KA21アガリクスを飲むと日常生活における睡眠やそれに関係する疲労感・倦怠感などのQOL（生活の質）がどうなるのか、というものです。快適な日常生活を送ることは、健常者だけでなくガン患者にとっても重要です。疲労感などを残さないことが免疫細胞などにもよい影響を与えるからです。

この研究は、東京薬科大学免疫学教室と食品の機能性評価を行う株式会社TTCとの機能性臨床における共同研究です。健常者二四名を、KA21アガリクスを「一日〇・九グラム

（L・低用量）の摂取グループ」と「一・五グラム（H・高用量）の摂取グループ」に分け（一二名ずつ）、三か月の摂取前後の安全性および疲労感・倦怠感、日中の覚醒度の改善、抜け毛の改善などといったＱＯＬの変化を調査しました。

その結果、抜け毛の量、白髪の量、疲労感・倦怠感、目の疲れ、肩こり、手足の冷え、日中覚醒困難、目覚めのよさが、それぞれ摂取前に比べて有意に改善していました。また、水虫の有症者についてですが、低用量群の二名のみであったために統計的な有意差は見られませんが、二名とも症状は改善しました。免疫力の向上が寄与したと考えられます。

これらの有効性は、KA21アガリクスの主要な有効性成分であるβ-グルカンだけでなく、それに含まれている特長的な成分の関与も考えられ、さらなる研究が必要であるという結論に至っています。また、さまざまな検査値からKA21アガリクスは安全性に問題がない、と強く示唆されました。[5]

（4）上記内容は以下の論文に掲載されています。Immuonamodulating Activity of *Agaricus Brasiliensis* KA21 in Mice and in Human Volunteers. *Evidence-based Complementary and Alternative Medicine, 5* (2) *205–219* (2008)

図 7-7　QOL の改善

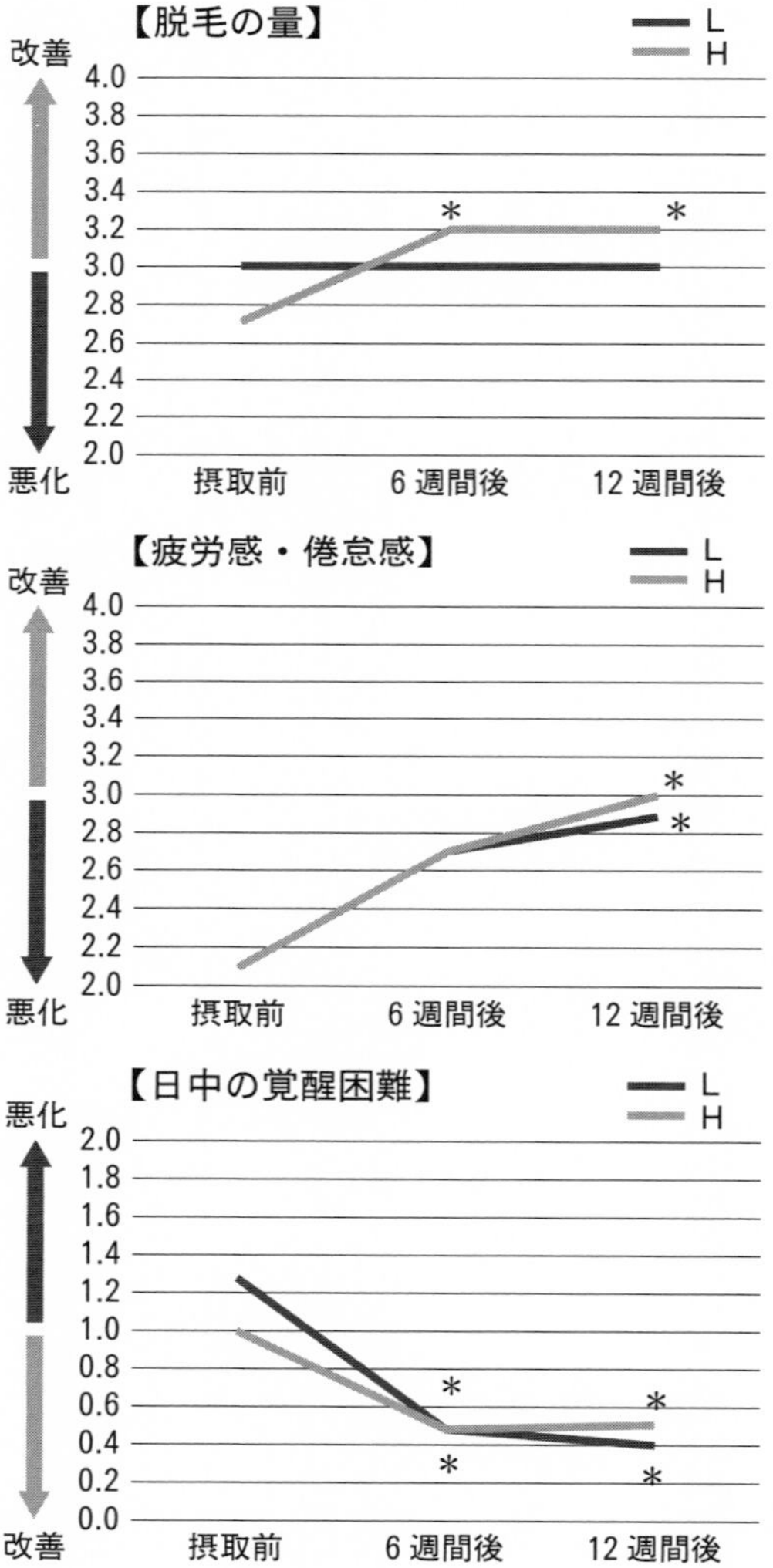

ガンが消えるメカニズム

これまでに得られたエビデンス（証拠）と、私たちが長年にわたって「神のキノコ＝KA21

アガリクス」について研究してきた結果をふまえて、さらに神経・免疫・内分泌のつながりも含めて「ガンが消えるメカニズム」を推察していきます。まずは、次ページのイラストをご覧になって全体像をご理解ください。そのあとに、以下に記した各イラストの説明を読んでください。

❶ 喉などの粘膜や腸の免疫細胞は、いつも体内に侵入してくる細菌やウイルスを待ち構えています。

❷ そこにβ-グルカンが含まれるアガリクスを摂取すると、待機している免疫細胞は病原菌が侵入してきたと勘違いします。それは、β-グルカンの構造がカンジタ菌のβ-グルカンに似ているためです。

❸ 病原菌が侵入したと勘違いした免疫細胞のマクロファージや樹状細胞は、敵の侵入情報を免疫細胞の司令塔であるヘルパーT細胞に伝えます。その情報をもとに、司令塔のヘルパーT細胞は、キラーT細胞、B細胞などの免疫細胞に攻撃命令を下します。

（5）上記内容は以下の論文に掲載されています。Open-Label Study on the Influence of Food Containing the Royal Sun Mushroom, *Agaricus brasiliensis* KA21 (Higher Basidiomycetes), on the Quality of Life of Healthy Human Volunteers. *International Journal of Medicinal Mushrooms*, 17 (9) 799–817 (2015)

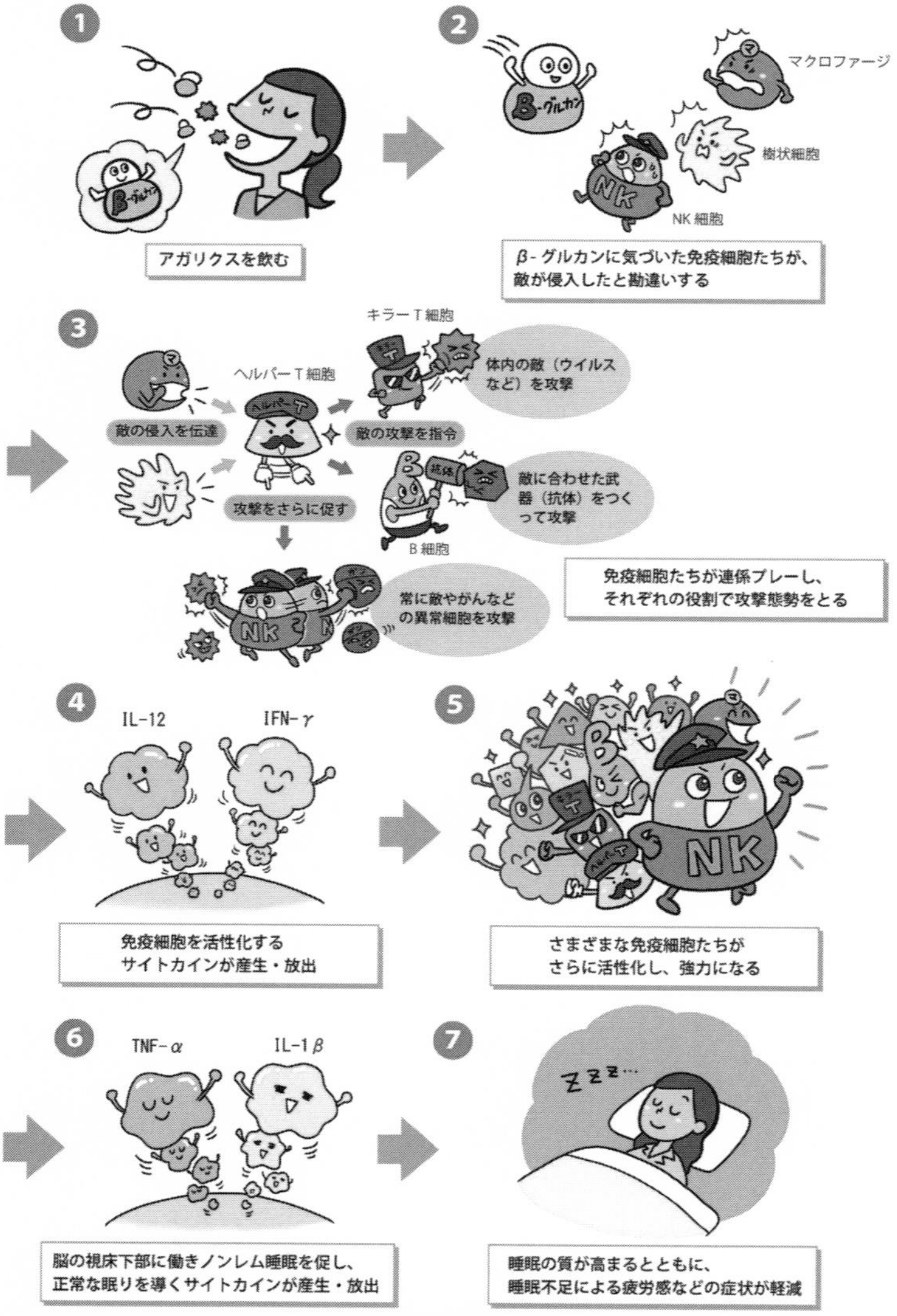
1
アガリクスを飲む
2
マクロファージ
樹状細胞
NK 細胞
β-グルカンに気づいた免疫細胞たちが、
敵が侵入したと勘違いする
3
キラーT細胞
ヘルパーT細胞
体内の敵（ウイルスなど）を攻撃
敵の侵入を伝達
敵の攻撃を指令
敵に合わせた武器（抗体）をつくって攻撃
攻撃をさらに促す
B 細胞
常に敵やがんなどの異常細胞を攻撃
免疫細胞たちが連係プレーし、
それぞれの役割で攻撃態勢をとる
4
IL-12
IFN-γ
免疫細胞を活性化する
サイトカインが産生・放出
5
NK
さまざまな免疫細胞たちが
さらに活性化し、強力になる
6
TNF-α
IL-1β
脳の視床下部に働きノンレム睡眠を促し、
正常な眠りを導くサイトカインが産生・放出
7
ZZZ…
睡眠の質が高まるとともに、
睡眠不足による疲労感などの症状が軽減

神経・免疫・内分泌がこのように密接につながりあっているのです。

常に全身をパトロールしているNK細胞もβ-グルカンによって活性化され、ガンなどの異常細胞を攻撃します。B細胞は、敵に合わせた武器を（抗体）をつくって攻撃を繰り返します。このように、免疫細胞たちは連携して、それぞれの役割で攻撃態勢をとります。

❹さらに、侵入した病原菌に応答したIL-12、IFN-γなどの免疫細胞を活性化するサイトカイン（細胞から分泌される低分子のタンパク質）も産生《さんせい》・放出されます。

❺すると、さまざまな免疫細胞がますます活性化し、強力になります。

❻また、脳の視床下部に働きかけ、ノンレム睡眠を促すTNF-αやIL-1βなどのサイトカインがつくられて放出されます。

❼ノンレム睡眠とは、就寝後すぐに訪れる深い睡眠のことで、脳や肉体の疲労回復のために重要と考えられています。このため、睡眠の質が高まり、睡眠不足による疲労感などといった症状が軽減されます。(6)

（6）これらに関する参考文献は、巻末に掲載した「参考文献一覧」第7章を参照。

アガリクスのβ-グルカンの摂取によって、免疫細胞が活性化するだけでなく睡眠の質も高まるのです。このように、神経・免疫・内分泌は密接につながりあっていることがお分かりいただけたでしょうか。

また、健全な日常生活を送るには、ガン細胞を撃退するだけでなく、私たちの身体そのものが元気にならなくてはいけません。これについては、第5章で紹介したように、KA21アガリクスの飲用によって、肝心要《かんじんかなめ》の**肝臓**の保護作用、**心臓**の保護作用、**腎障害**の予防効果があることが示唆されています。私の妻が短期間でガンが消え、健康を回復したのも、これらの作用が大きく影響していたのではないかと推察されます。

アジア・太平洋地区で最高のサプリメントとして表彰される

二〇二〇年、思いもよらない嬉しい便りが届きました。アジア・太平洋地域で最高のサプリメントとして、「KA21アガリクス」がボタニカル部門において「アジア太平洋地域No.1サプリメント」の「NutraIngredients-Asia Awards2020」を受賞したのです。この賞の主催はイギリスのメディア&マーケティング企業「ウイリアム・リード（William Reed）社」

が関与している「ニュートライングレディエンツ（NutraIngredients-Asia.com）社」で、その編集長であるゲイリー・スキャッターグッド（Gary Scattergood）氏が次のように述べました。

「業界と学会のトップレベルの審査委員をそろえ、各カテゴリーが公正かつ公平な方法で効果的に評価した。また、この賞は、完成品、成分、研究の分野における革新と卓越性を担う企業にスポットライトを当てるものである」

長年、コツコツと研究してきた成果が、国際メディア＆マーケティング企業から評価を受けたという事実はうれしいかぎりです。また、アガリクスの風評被害がいまだに残っている日本のサプリメントに対して高い評価をしていただいたことで、改めて研究継続を決意した次第です。

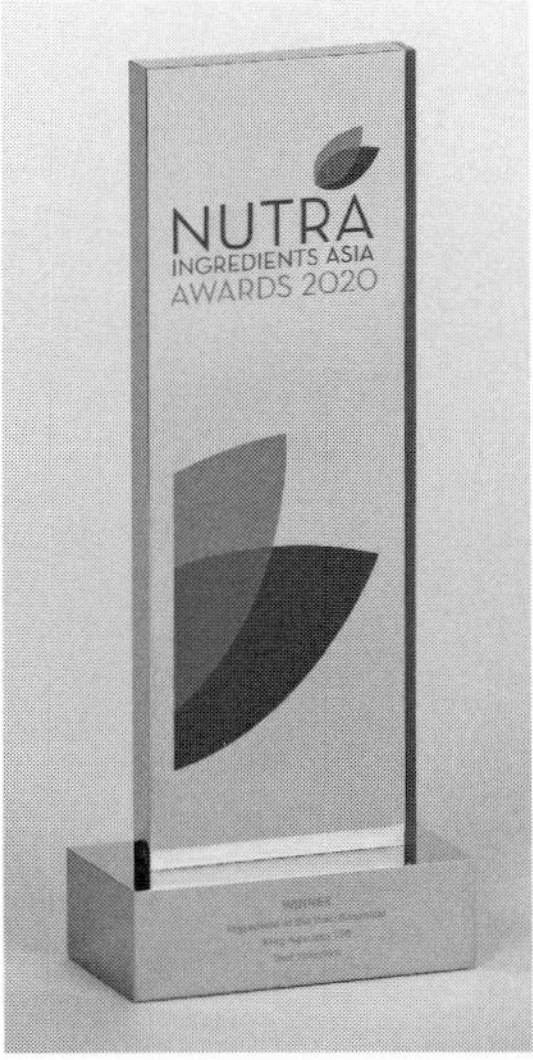

NutraIngredients–Asia Awards 2020　トロフィー

さらなる解明を求めて

昨今、新型コロナウイルスでパンデミックとなり、世の中は大騒ぎとなっていますが、かつて二〇〇九年には新型インフルエンザ（H1N1型）がまたたく間に世界中に広がり、同じくパンデミックになりました。これらに加えて、鳥が関与した強毒な鳥インフルエンザ（H5N1型）が流行ったら、事態はとてつもなく深刻になると専門家は警告を発しています。何しろ、H5N1型に感染した人の致死率は六割に達するなどと言われているのです。

そこで私たちは、将来流行するかもしれないインフルエンザ（強毒型のH5N1）に対してもKA21アガリクスが効果を発揮するのではないかと考え、麻布大学獣医学部と共同研究を実施しました。ただし、強毒型ウイルスの入手が難しいため、インフルエンザウィルス（PR8株）を使って、試験管内での基礎研究となりました。

その結果、KA21アガリクスの抽出物は、PR8株の感染については、阻害効果の可能性が高いことが示唆されました。(7)

また、TEDトークでポール・スタメッツ博士（二一五ページ参照）が、H1N1型、H3N2

型のA型インフルエンザウイルスの実験において活性のあるアガリクスを三種類発見し、さらにその後、「混合物を強毒型の H5N1 型で試してみると非常に強い活性が見られた」と有効性を発表しています。

この報告は、ウイルスの型は違えど、私たちの研究と同じくインフルエンザウイルスに対する阻害効果が見られたということですので、私たちにとっても非常にうれしい朗報となりました。とはいえ、当時はそのことはまったく知りませんでした。同じように考えている研究者が世界にいることを改めて知り、強く勇気づけられる思いがしました。

「なぜ、ガンが消えたのか？　その答えは……」の解明を求めてスタートした研究ですが、これまでに知られている知見や共同研究の成果から、そのメカニズムが見えてきました。しかし、みなさまがさらに安心し、満足されるためにはまだまだ研究のエビデンスレベルを上げる必要があります。

多くのキノコ研究者がいなくなりましたが、私たちの研究は現在も続いています。ガンは

（7）詳細は下記の科学誌に掲載されています。*In vitro* Anti-Influenza Virus Activity of *Agaricus brasiliensis* KA21. *Biocontrol Science*, 22（3）171–174（2017）

遺伝子が変化（変異）することで起こる病気です。その遺伝子にKA21アガリクスがどのような影響を与えるのか？ 今後は、そのような研究も行いたいと考えています。それが分かれば、より一層メカニズムの解明に迫れるでしょう。その結果によって、いつの日か、妻と同じような病で苦しむみなさまに、「大きな力」と「安心」を届けられると信じています。

第8章　ガンの再発と「ガンを寄せつけない生き方」

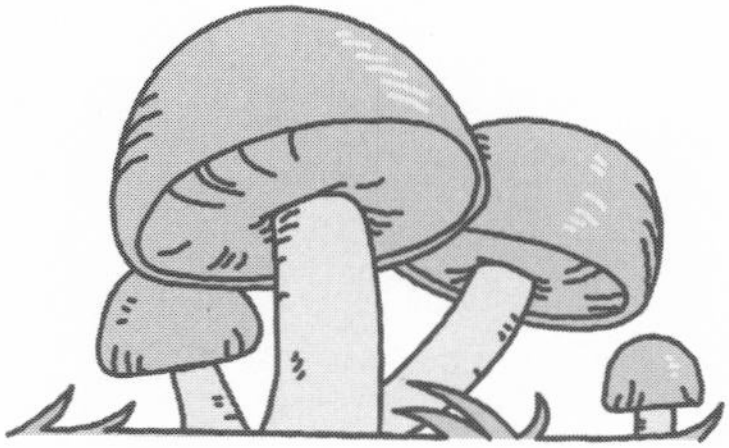

私の妻は一九九五年に胃ガンと宣告され、「神のキノコ」と言われる薬用キノコを飲用したところ、二週間という短期間でガンが消えました。しかし、その一一年後、「アガリクス事件」があった同じ二〇〇六年にガンが再発しました。今から思うと、センセーショナルな報道が理由で強いストレスを感じてしまったことが原因かもしれません。

駒沢にあるT医療センターで、今度は「子宮体ガン」を宣告されました。再び、家族は大きなショックを受けました。

一九九五年に胃ガンが消えて以来、自らの体質を克服するために、毎月「神のキノコ」を一個取り寄せて飲んでいたはずです。それを問い質したところ、「キノコを飲んでいると、ハードな練習の疲れもすぐ取れ、凄く調子がよい」と言って、競技ダンスをやっていた末娘がすべて飲んでいたようで、ここ二年ほど、妻は「飲んでいなかった」と言うのです。「灯台下暮らし」とはこのことです。私は、まったく気付いていませんでした。

そして、打った手立ては、「一九九五年は二週間でガンが消えたので、もう一度、入院までの（このときも空きベッド待ち）三週間の間『神のキノコ』を飲み、ほかのK・T病院で腫瘍マーカーの検査を受ける」というものです。その三週間後の結果は……三〇〇を超えていた腫瘍マーカーが正常範囲に戻っていました。

ただ、ここからが大変でした。T医療センターにK・T病院の検査結果を知らせ、「入院のキャンセル」を申し出たのですが、担当医師は信用してくれません。西洋医学の常識からいったら当然です。

そして、その担当医師から再検査をしたK・T病院に対して、「あなたのところは誤診をしているのではないか？」、「大変なことになる」という連絡をしたところ、再検査をしたK・T病院から妻は呼び出しを受けてしまい、再々検査が入念に行われました。しかし、その結果も「異状なし」でした。

このときも誤診騒ぎとなりました。一九九五年に宣告された胃ガンから一一年以上も経過したうえでの誤診騒ぎです。今後、同じようなことがあってはいけないと、生活習慣、食習慣の見直しを徹底的に実践しました。もちろん、「神のキノコ」を継続して飲みはじめました。

ガンをイラストのごとく綱引きにたとえると、自身の悪い食習慣・生活習慣などが理由で自らがつくりだしたものと言えます。この点をしっかり認識するとともに、反省する必要があります。

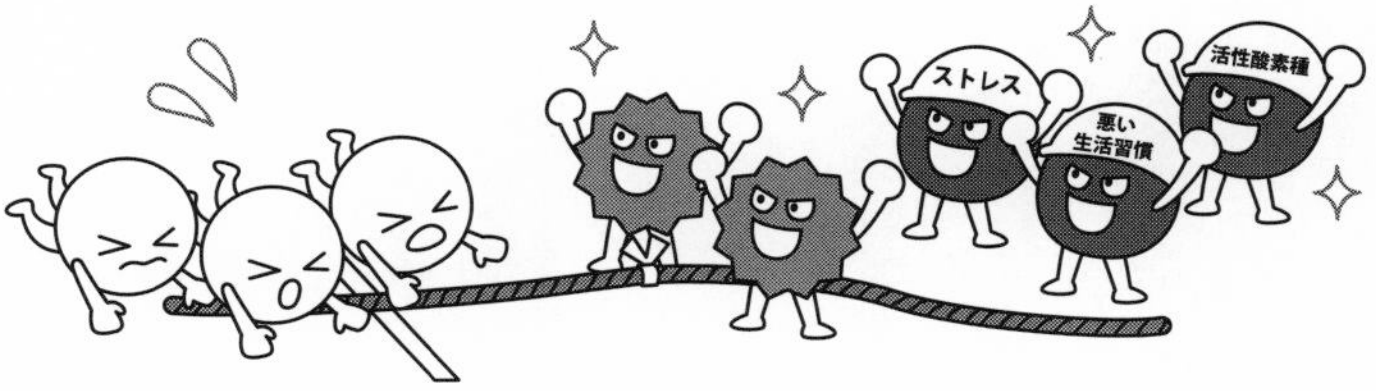

綱引き、ガン細胞が勝つ

悪い食習慣・生活習慣を変えよう

本書において繰り返し述べてきたように、健康な身体でいたいなら、悪い食習慣や生活習慣を変える必要があります。主な要因となる二つについて、再び簡単に説明しておきます。本書だけでなく、すでにさまざまな情報を入手されていると思いますので、「またかー」と思われるかもしれませんが、本当に重要なことですので心してお読みください。

喫煙のリスク

喫煙によってリスクが高くなることが科学的に明らかになっているガンといえば、肺ガンだけではありません。鼻腔・副鼻腔ガン、口腔・咽頭ガン、喉頭ガン、食道ガン、胃ガン、肝臓ガン、子宮頸ガン、膀胱ガンにまで及びます。

さらに、喫煙は狭心症、心筋梗塞、脳卒中などといった病気や、慢性閉塞性肺疾患（COPD）などの呼吸器系における病気の原因にもなりますし、副流煙で周りの人たちにも多大な悪影響を及ぼします。その恐ろしさは、わずかな放射能汚染の比ではありません。禁煙することによって長期的な健康被害の可能性が大幅に低減できると言われていますので、今すぐ禁煙に取り組んでください。

参考までに述べますと、友人の奥様がガンで手術入院をした際、ある大学病院の担当医師が、「まず禁煙をすることが手術をする条件」と告げたそうです。

過剰な活性酸素種の発生

通常、人間が呼吸をするとき、体内に取り込まれる酸素の一パーセント程度は活性酸素種となり、細菌などから身体を守るという働きをします。しかし、取り込まれた過剰な活性酸素種は、体内のタンパク質と反応してその機能を損なったり、脂質を酸化して過酸化脂質を生じさせたり、遺伝子の損傷を引き起こしたりします。よって、老化、ガン、動脈硬化、生活習慣病などの原因になると考えられています。

実は、活性酸素種はガンとアンチエイジングの敵

過剰な活性酸素種は、アンチエイジングの敵でもあります。ガンとアンチエイジングは関係ないと思われるかもしれませんが、実は大いに関係しているのです。

ガンは老化が進むとともに増えていきます。ある意味では「老化の病気」とも言えます。言うまでもなく、アンチエイジングも老化に抗することがテーマとなります。要するに、ともに老化と密接な関係があるということです。

私は、「日本抗加齢医学会」の前身である「日本抗加齢研究会」のスタート時からのメンバーです（拙著『49歳から若返る』新評論、二〇二一年参照）。二〇〇一年、数十名からスタートした研究会は、途中で「日本抗加齢医学会」に改組され、二〇二一年現在では、医師や歯科医師、薬剤師らを中心に八七六〇名に増えて、学会では常に活発な議論が行われています。

この日本抗加齢医学会では、アンチエイジングの成功は、主に「①カロリーリストリクション」と「②抗酸化」であると言っています。それぞれについて簡単に説明しておきましょう。

①**カロリーリストリクション**――食べすぎず、必要とされる標準エネルギー摂取量に対して七〜八割に制限する食生活を継続することです。お腹が空くと若返り因子（サーチュイン）にスイッチが入るので、カロリーリストリクションが推奨されます。分かりやすく言えば、「腹七〜八分目」ということです。

② **抗酸化**——酸化ストレスが加齢につながるため、抗酸化作用のある、ファイトケミカル（植物性化学物質）を含む野菜や果物などを積極的に摂ることが推奨されています（**表8-1**参照）。

いかがですか、日常の生活習慣を変えるというのは簡単なことなのです。もちろん、喫煙者には精神面において多大な努力をすることになるでしょうが、ご自分の身体です。一念発起して取り組んでください。禁煙できれば、「タバコの値上がり」というニュースからおさらばできます。

いずれにしても、ガンとアンチエイジングに関しては、活性酸素消去力が大いに問われるということです。

表8-1　ファイトケミカルの一覧

カラーコード	ファイトケミカル	果物・野菜
赤色	リコピン	トマト
赤紫色	アントシアニン ポリフェノール	ぶどう、ブラックベリー、赤ワイン ブルーベリー、ラズベリー
オレンジ色	α-、β-カロテン	人参、マンゴー、かぼちゃ
黄橙色	β-クリプトキサンチン フラボノイド	メロン、桃 みかん、パパイア、オレンジ
黄緑色	ルテイン、ゼアキサンチン	ほうれん草、アボガド、メロン
緑色	スルフォラファン、インドール	ブロッコリー、ケール
薄緑色	硫化アリル	ねぎ、たまねぎ、にんにく

（出典）UCLA人間栄養学センター（David Heberら）一部改変。

食事に関するガンの主な要因は五つ

食事の内容も、ガン発症のきっかけに大きなシェアを占めています。ガン要因のウェイトが高い食事を挙げると、以下の五つが挙げられます。これらについても、すでによくご存じかと思いますし、改めて言われると「耳が痛い」と言う人も多いことでしょう。普段、何気なく食べているものばかりですが、やはり「摂りすぎ」はＮＧです。改めて、日常の食生活を振り返ってください。

①糖質の摂りすぎ

ガン細胞は、酸素を十分に届けてくれる血管が発達していないため、糖分からエネルギーをつくっていきます。よって、糖質の摂りすぎは、高血糖、糖化（AGEs）[1]を招き、免疫力の低下につながり、ガン細胞の増殖を招いてしまいます。また、ガン細胞は通常細胞の何倍もの糖質（ブドウ糖）を必要としますので、ガン細胞からすれば、糖質の過剰摂取は大歓迎なのです。

また、ガンは酸性体質を好みます。ガン細胞の周りは酸性物質で守られており、大量の糖を取り込んで餌として消化し、吐き出された大量の乳酸が酸性物質となり、ガン細胞の周りを埋め尽くしていきます。この酸性物質がガンの楯となって、免疫細胞からの攻撃を防ぐのです。

とはいえ、極度の糖質制限、炭水化物制限は食物繊維の不足につながるため注意が必要です。そもそも、糖質は活動するうえにおいて貴重なエネルギー源となっていることを忘れないでください。

・酸性物質に対抗するために必要なのがアルカリ性食品です。野菜はほとんどがアルカリ性食品ですから、新鮮な野菜をたくさん食べましょう。食物繊維不足の解消にもつながります。

・砂糖の多い菓子やケーキ・コーラなどの飲料は、くれぐれも摂りすぎに注意してください。

（1）（Advanced Glycation Endproducts）老化物質の一つで、最終糖化産物と呼ばれています。

・主食は食物繊維が豊富なホールフードを取り入れましょう。ホールフードとは「まるごと食べる」という意味です。野菜であれば、皮や種、葉っぱ、根っこまで、魚であれば頭から尻尾まで、「素材まるごと」食べるということです。同じく食物繊維が豊富なキノコ、海藻、果物を積極的に摂りましょう。

・間食は控えましょう。

②塩分の摂りすぎ

塩分の摂りすぎで胃壁が荒れやすくなり、胃ガンのリスクが高まります。そして、もう一つが胃壁に棲みつくピロリ菌です。ピロリ菌に感染していると、塩分の過剰摂取によって発ガン性が高まります。

・家庭で料理するときは、意識して塩分を控えましょう。酢やスパイスなどを使うと満足度が高まります。

・加工食品を食べる場合は、減塩タイプを選びましょう。

③牛・豚・羊肉などの摂りすぎ

牛・豚・羊などの赤肉の動物性脂肪には飽和脂肪酸が多く含まれていますので、血中の中性脂肪やコレステロールを増加させ、悪玉コレステロールを増やします。この悪玉コレステロールが活性酸素によって酸化されると、血液はドロドロ状態になって免疫力が低下します。また、摂取した脂肪は、十二指腸から出る胆汁によって乳化されたのち、消化酵素で分解されて小腸で吸収されます。胆汁の主成分である胆汁酸は肝臓でコレステロールから合成されますが、脂肪が過剰になると胆汁酸が大量に腸に流れ込みます。

通常は小腸で再吸収されるのですが、脂肪量が多すぎると再吸収されなかった胆汁酸が大腸にまで流れ込み、これを餌にする腸内細菌の代謝によって二次胆汁酸のデオキシコール酸やリトコール酸という物質に変換されるのです。実は、この二次胆汁酸には強い発ガン性があるため大腸ガンのリスクが高くなります。もちろん、ほかのガンの要因ともなります。

次のようなデータがあります。「第二のマクガバン報告」と言われる「チャイナ・スタディー」によって一九七五年に発表されたものです。

掲載した**図8-1**は、縦軸に結腸ガンの罹患率、横軸に肉の摂取量を表したもので、二三か国の女性の結腸ガン（直腸ガンを除く大腸ガン）と肉の摂取量の関係を示したものです。

図 8-1　肉の摂取量と結腸ガン罹患率（女性）

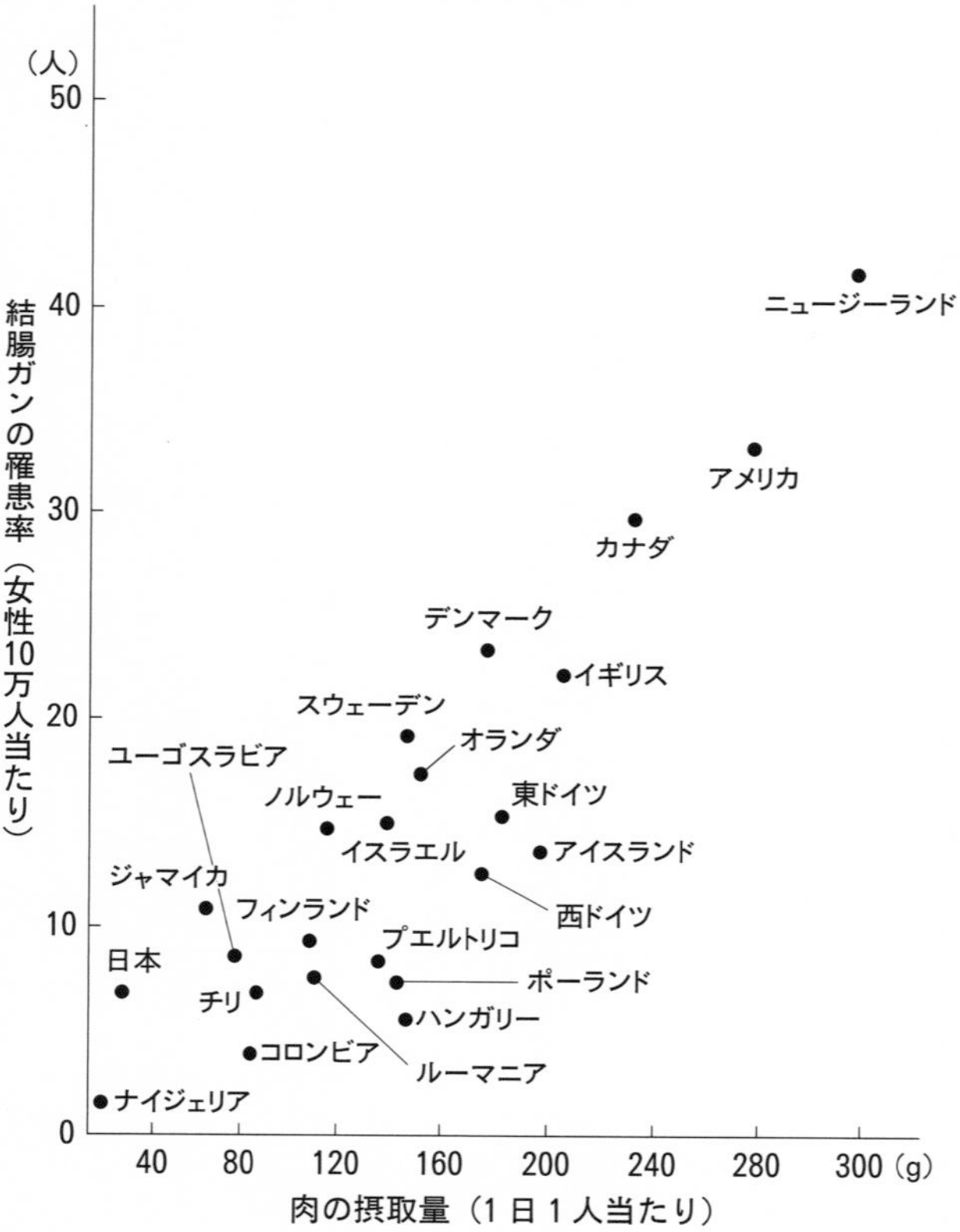

(出典)『チャイナ・スタディー』T・コリン・キャンベルほか／松田麻美子訳、グスコー出版、2016 年、371 ページ。

(注) 23 か国における、結腸ガンと肉の摂取量の関係を示しています。肉類の摂取量が多い国では、結腸ガンの罹患率がかなり高くなっています。

肉の摂取量の多い国では、結腸ガンの罹患率がかなり高くなっていることが分かります。

一九七五年当時は、日本人女性の位置はかなり低いところに位置していましたが、今日では、これよりかなり高い位置に変わっています。肉の摂取量が大幅に増えたことが要因だと考えられます。ちなみに、現在、日本人の死亡原因の一位はガン死で、そのなかでも、女性の場合は大腸ガンが第一位となっています。

・牛・豚・羊の赤肉をメインにした食事は極力控えましょう。
・タンパク質の補給は、魚介類や豆類、大豆製品、脂肪の少ない鶏肉をメインにしましょう。

④加工食品や酸化した食品の摂りすぎ

ハムやソーセージなどの加工肉、菓子パン、スナック菓子、砂糖入りの飲料など、塩分や糖質を多く含む加工食品が大量に出回っていますが、これらをたくさん食べると肥満や死亡リスクを高めるという報告があります。

・加工食品の摂りすぎには注意しましょう。
・家庭において、揚げ物に使った油は早めに使い切りましょう。

⑤酒類の摂りすぎ

実は、ガンもお酒が好きなのです。世界保健機関（ＷＨＯ）が飲酒について、口腔、咽頭、喉頭、食道、肝臓、大腸と、女性の乳ガンの原因となる、と発表しています。飲酒によって体内に取り込まれたエタノールは、動物での発ガン性が示されているアセトアルデヒドに代謝されるため、ガンの原因になると考えられているのです。

また、飲酒は、免疫機能を抑制するとともに、エストロゲン代謝へ影響を及ぼすこと、そして食事が偏り、栄養不足につながることからガンの原因ともなる、と報告されています。なお、喫煙者が飲酒をすると、食道ガンをはじめとしたガン全体の発症リスクがとくに高くなる（交互作用）ことが分かっています。

・すでにガンに罹っている人は、撃退するという強い意志を示す意味で禁酒が望ましいです。お酒抜きの習慣をつけるために、まず二か月の禁酒にチャレンジしてみてはいかがでしょうか。テレビを付けると、ビールを美味しそうに飲むＣＭが大量に流れています。くれぐれも、そのような誘惑に負けないように注意してください。

・禁酒後は、純アルコールで一日当たり平均約二〇グラム程度、つまりビールであれば五

○○ミリリットルを一本、日本酒は一合、ワインであれば二グラス弱を週に一日〜二日までとしてください。厚生労働省も「健康日本21」のなかにおいて、二〇グラム程度が「節度ある適度な飲酒量」であるとしています。

よい水を飲もう

食べ物だけでなく、さらにおすすめしたいのが「よい水」を飲むことです。

性別や年齢で差はありますが、私たちの身体のほとんどは水でできています。飲料水などでとった水は、腸から吸収され、血液やリンパ液などの体液となって全身を常に循環しています。要するに、生命にかかわるさまざまな役割を果たしているわけです。

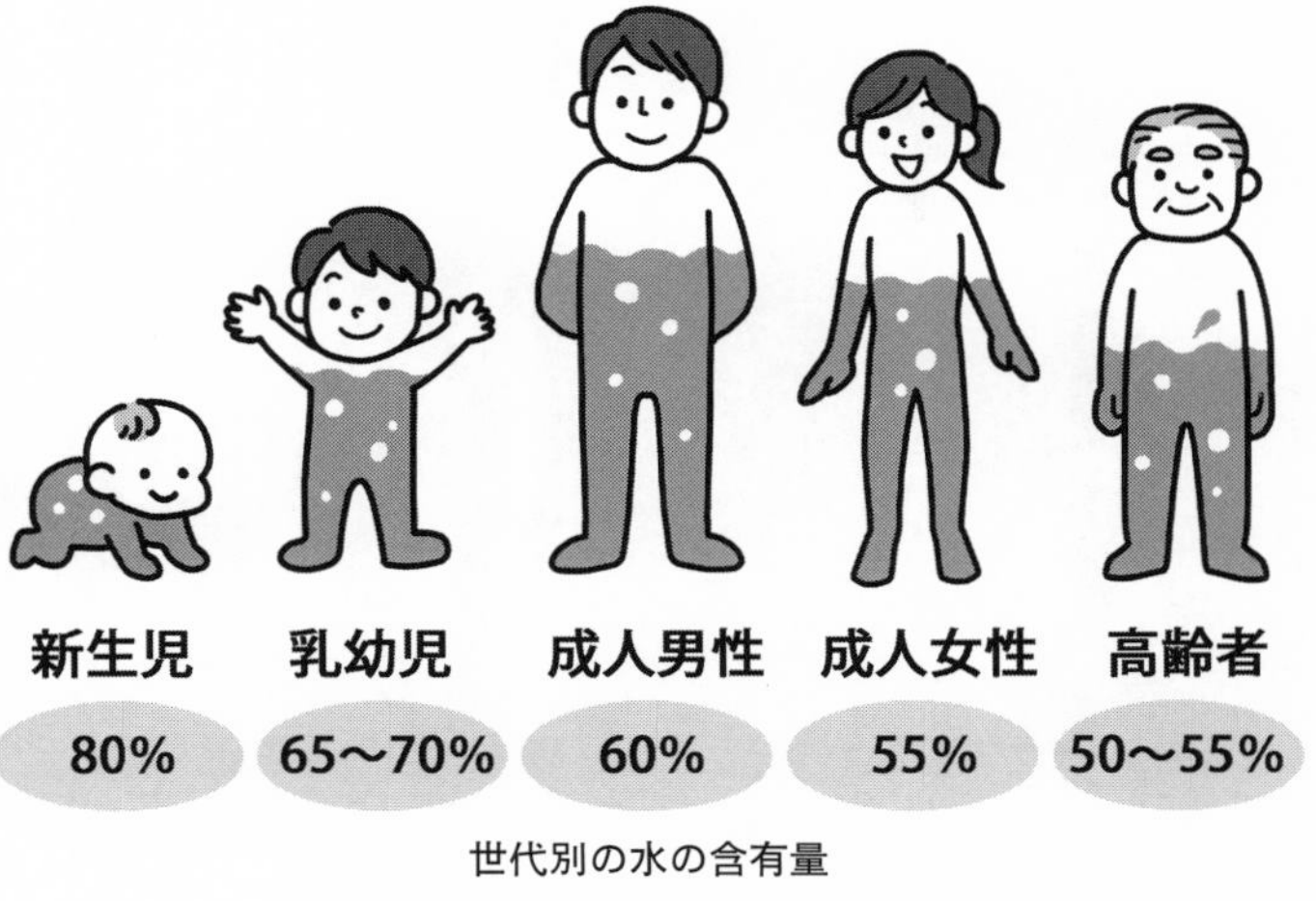

世代別の水の含有量

その体液は、常に「pH7.4」という弱アルカリ性に保たれています。本来、身体には、肉などの酸性食品を食べても生体の内部環境を一定に保とうとする恒常性維持機能（つまり、pH7.4）がありますので、身体の多くを構成している水を摂取するなら弱アルカリ性の水が身体には優しいのかもしれません。

水について言えば、水道水がそのまま飲める国は世界で一〇か国ほどです。日本もそのなかに含まれ、恵まれた国であるわけですが、地域のよっては消毒に使われる塩素臭などを感じるところもあります。そのような場合は、家庭用浄水器などを使って臭気を除去してください。なぜなら、塩素は活性酸素を発生させるからです。

少しの運動でも幸福感が高まる

さらに、運動習慣にはさまざまな効用が期待できます。「座り続けないで立つ」、「散歩する」など、少しでも身体を動かせば気分も晴れやかになりますし、幸福感が高まります。

健康な男女四一九人を対象に、身体活動量を加速度計で四日間連続して計測し、心の健康状態を質問票を用いて定期的に調べました。その結果、散歩や家事、立った状態での事務仕事など、息が上がらず、汗もかかないといった軽度な身体活動でも幸福感が高まることが分かりました。なかでも、日常的に「座りっぱなし」といった身体活動量が少ない人ほど効果が見られましたので、意識して身体を動かすようにしましょう。

医師に頼りすぎず、知識を身につけよう

日・米・欧の医療に詳しく、日本では数少ないアメリカ公衆衛生学博士および医学博士で、私たちの研究にも参加いただいているガンの専門医である「健康増進クリニック」（二〇一ページ参照）の水上治先生から聞いたお話を紹介しましょう。

先生によれば、日本のガン患者は、自分の命がかかっているにもかかわらず、「お医者さん任せが多い」と言っています。なかには、「先生！　私のガンを治してください！」などと訴えてくる患者もいるようです。いいですか、ガンを治すのは患者本人なのです。

医者は「先生」と呼ばれているせいなのか、「医者の指示に従っておればよいという文化が日本には根強くあって、その結果、患者が勉強不足になってしまう」とも水上先生は言っています。先生が留学していたアメリカで一番びっくりしたのは、患者自身が病気に対して勉強熱心であるほか、「自己責任の意識が非常に高い」ということでした。

ガンに関してできる最大の対策は、まずは知識をつけることです。医者の言うことが正しいとはかぎらないからです。本来知っておくべきことを知らないがために、ガンになったあとに後悔をするといったケースが非常に多いとも言います。

つまり、「知っているか、知らないか」がガン攻略の鍵になるということです。ガンになってしまったら、その治療には高額な医療費がかかります。しかし、知識を身につけるのにそれほどお金はかかりません。もちろん、肉体面における負担もありません。

医師から見放され、そこから劇的にガンを縮小または消失させたアメリカの人たちの例を、『がんが自然に治る生き方』(ケリー・ターナー／長田美穂訳、プレジデント社、二〇一四年)から紹介しましょう。その人たちが実行した内容が本当に参考になります。

❶抜本的に食事を変える。
❷治療法は自分で決める。
❸直感に従う。
❹より前向きに生きる。
❺自分の魂と深くつながる。
❻ハーブとサプリメントの力を借りる。
❼抑圧された感情(ストレス)を解き放つ。
❽周囲の人の支えを受け入れる。
❾「どうしても生き続ける」といった理由をもつ。

ご覧のように、食に関係する項目は「抜本的に食事を変える」と「ハーブやサプリメントの力を借りる」の二項目だけで、ストレスからの解放をはじめとして、心と魂といった精神面に関することが多く登場しています。

アメリカならではの文化が色濃く反映されているように思えますが、みなさんはどのように感じますか。

免疫機構の弱点は？

前節で紹介したように、アメリカのガンサバイバーは、ストレスからの解放に取り組みました。このストレスですが、「慢性」のものと「急性」のものがあります。慢性のストレスは、言うまでもなくその状態が長く続くことになり、万病のもととなりますので絶対に避けなければいけません。

それでは、第６章に掲載したマンガの続きを紹介しましょう。ページをめくる前に、一五九ページからのマンガをもう一度読んでみてください。

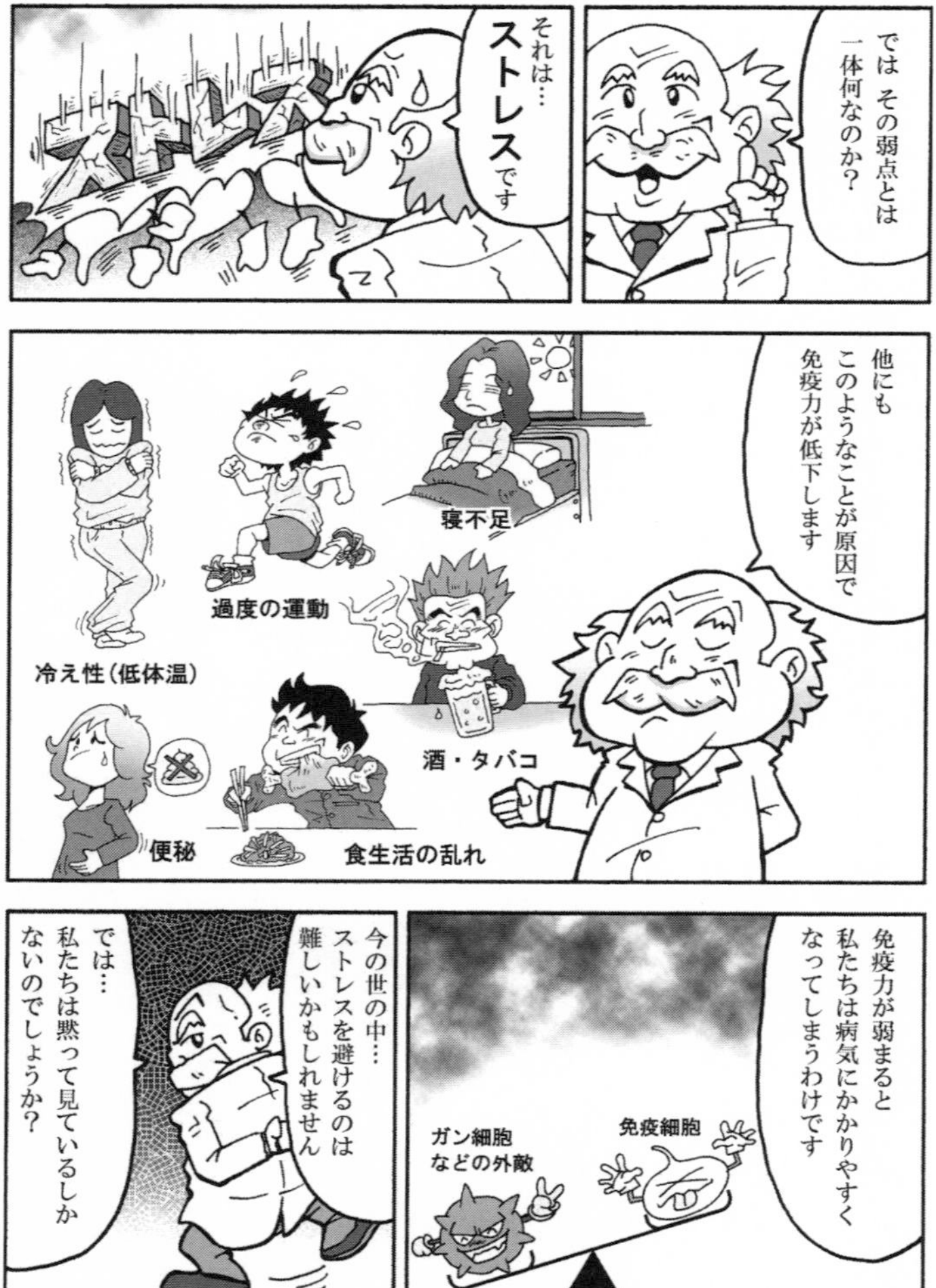
では その弱点とは
一体何なのか？
それは…
ストレスです
他にも
このようなことが原因で
免疫力が低下します
寝不足
過度の運動
冷え性（低体温）
酒・タバコ
便秘
食生活の乱れ
免疫力が弱まると
私たちは病気にかかりやすく
なってしまうわけです
免疫細胞
ガン細胞
などの外敵
今の世の中…
ストレスを避けるのは
難しいかもしれません
では…
私たちは黙って見ているしか
ないのでしょうか？

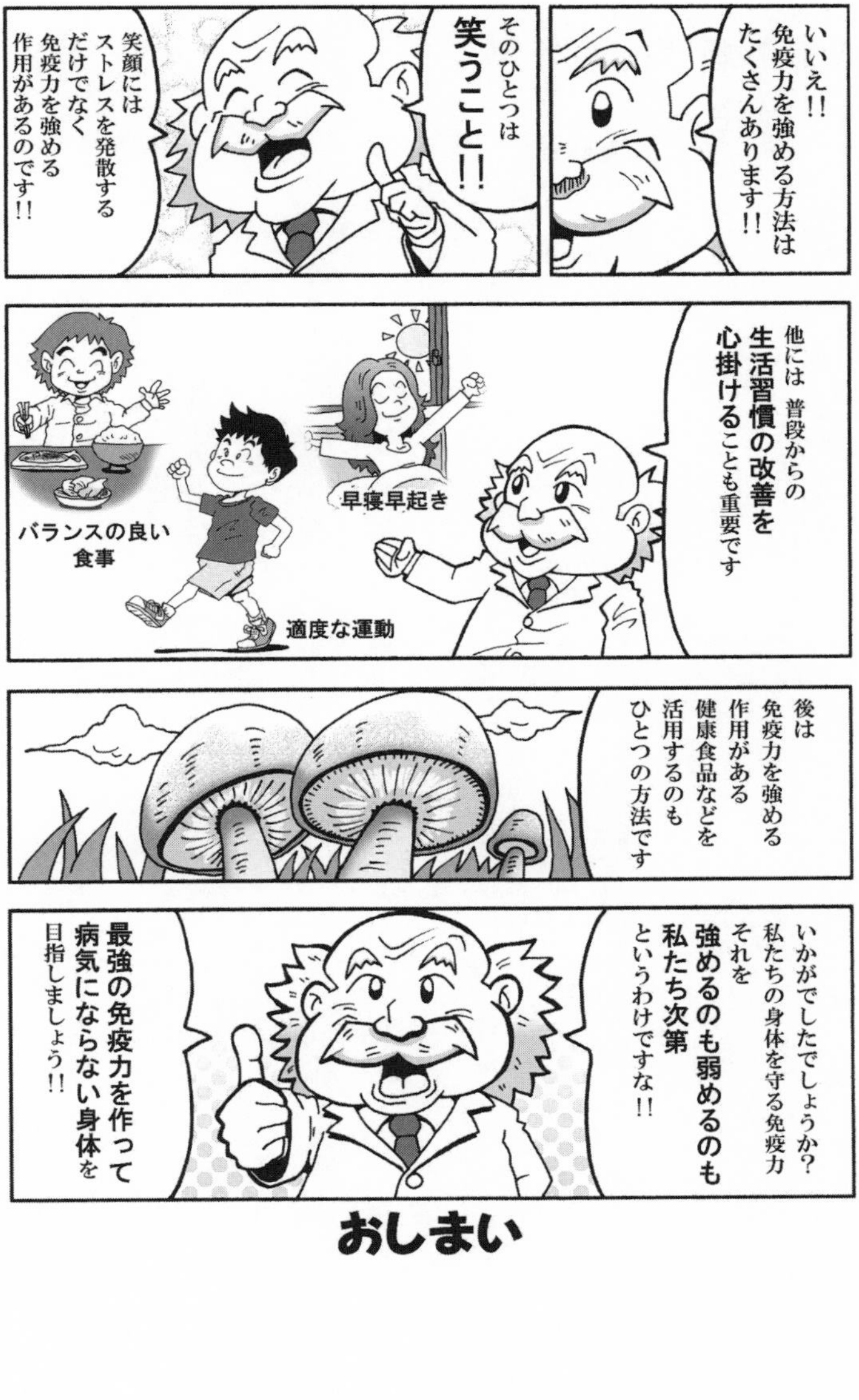
いいえ!!
免疫力を強める方法は
たくさんあります!!
そのひとつは
笑うこと!!
笑顔には
ストレスを発散する
だけでなく
免疫力を強める
作用があるのです!!
他には 普段からの
生活習慣の改善を
心掛けることも重要です
早寝早起き
適度な運動
バランスの良い
食事
後は
免疫力を強める
作用がある
健康食品などを
活用するのも
ひとつの方法です
いかがでしたでしょうか?
私たちの身体を守る免疫力
それを
強めるのも弱めるのも
私たち次第
というわけですな!!
最強の免疫力を作って
病気にならない身体を
目指しましょう!!

おしまい

一番よいのは、ストレスの原因そのものを除去することです。たとえば、仕事がストレスの原因となっているなら、そこから一時離れることです。効果は大きいのですが、現実的には難しいというのが難点です。

そこで、リラックスができ、自分に合った方法を見つけだして、ストレスを慢性化させないようにしましょう。また、複数の方法を組み合わせて実践すると、さらに効果的となります。ストレス回避がガン克服の第一歩なのです！

効果的なストレス解消法

言うまでもなく、人によってストレスの感じ方は違うわけですが、どちらかというと次のような人はストレスを感じやすいです。

❶考え方がネガティブ
❷せっかち
❸頑固者
❹完璧主義者
❺自己コントロールが下手

このような特徴を挙げることができるわけですが、性格を変えるのは難しい、と決して考えないでください。私は、見事に変えたという人を何人も知っています。具体的な解消法として、以下のようことが挙げられます。

①自分の気持ちを話せる人をもつ——自分の感情を誰かに伝えることで、ストレスを解消させます。

②瞑想や深呼吸をする——リラックス効果があります。

③音楽や映画の鑑賞——気分転換が図れます。

④適度な運動をする——よい睡眠につながります。

そのほか、自分にあった解消法が必ずあるはずです。頑張ってそれを見つけだしましょう。ただ、①暴飲暴食、②過度な飲酒、③過度な買い物、④ギャンブル、⑤パワーハラスメントなどといった解消法はNGです。くれぐれも気を付けてください。

楽観主義が健康寿命を延ばす

物事の成り行きをよい方向に考えるという楽観主義が、加齢にかかわる病気のリスクを下げ、健康長寿につながるという報告が相次いでいます。その一つを紹介しましょう。

アメリカで行われた合計六万九七四四人の女性（五八～八六歳）と一四二九人の男性（四一～九〇歳）を一〇～三〇年追跡した研究を解析したところ、四群に分けた楽観主義のレベルにおいて最高群と最低群の寿命を比べてみたところ、女性で一四・九パーセント、男性で一〇・九パーセント長く、八五歳以上まで生きる確率が女性で一・五倍、男性で一・七倍だったのです。

なお、楽観主義について、「多くが社会的要因によって後天的に形成されたものであり、学習によって強化が可能であると別の実験が示している」（Pro Natl Acad Sci U S A. 2019 Sep 10: 116（37）: 18357–18362　参照）と研究者らは述べています。要するに、悲観的な考え方は変えられるということです。もちろん、ストレス回避にもつながります。

ガンに対抗し、ガンに打ち勝つためには、ストレスから解放され、自身の免疫力をパワー

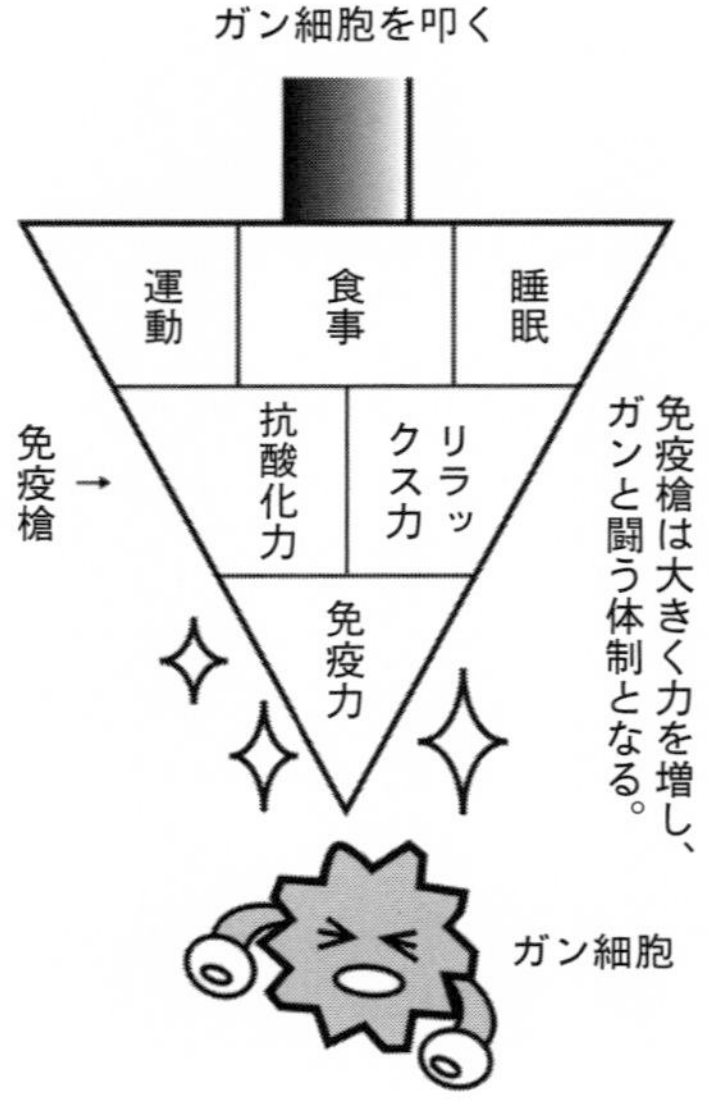

アップさせるしかありません。そのためには、今述べたように、リラックスする力と余剰な活性酸素種を打ち消す抗酸化力が必要です。そして、免疫力を維持するためには、正しい食事、適度な運動、しっかりした睡眠が必要だということです。

繰り返しになりますが、思い切って生活習慣や食習慣を変えましょう。もちろん、ハーブやサプリメントの力を借りるというのも選択肢の一つです。

トキメキの目標に向かって希望をもとう

さらに、ガンに勝利する大切なポイントがあります。そのポイントとは、現在あなたがどのような厳しい状況にあろうとも、自分の心にトキメク目標を探しだし、それに向かって「希望をもつ」という精神面の強化です。「希望や生きたい理由」に意識を集中すれば、「死の恐怖」について考える暇などなくなってしまいます。その結果、再び明るい未来がみなさまのもとに訪れるのです。

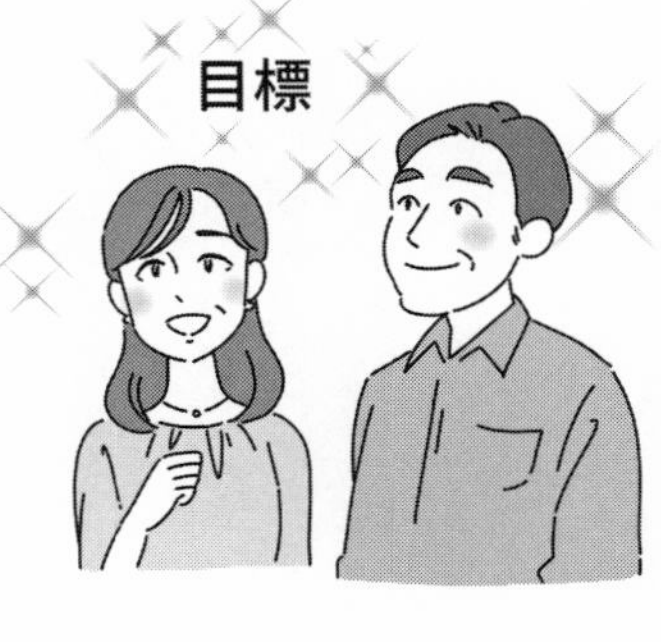

「無責任なことを言うな！　そんな簡単なことではない！」というお叱りの声が聞こえてきそうです。それをふまえて、つい最近お会いしたSさんの事例を紹介しましょう。

Sさんは女性教師です。四五歳から五二歳まで、七年間もの間、ガンをはじめとする次々にやって来る病魔に襲われて身も心も落ち込み、何度も精神的、肉体的に極限状態に陥りました。とくに抗がん剤治療を行った二年間は、「何度も死を覚悟した」ようですが、決して諦めませんでした。少し元気なときはたくさんの本を読んで、考え方をマイナス思考からプラス思考に変えるようにし、「六〇歳までは何としても生きる！」と決意したそうです。

サプリメントの力を借りようと医師に相談したところ、見離されているせいなのか次のように言われてしまいました。

「このような病気になったら、いろいろなものを多くの人からすすめられるでしょうね。何でも飲まれたらいいのですが、効かないと思いますよ」

しかし、キノコのサプリメントを飲みはじめて何回目かのCT結果において、抗がん剤では消えなかった右肺の大きなガンが、影も形もなくなっていたのです。医師は驚愕したそうです。このような事実もある、ということをふまえてください。

その後も、「長男が結婚するまで頑張る！」、次は「次男が結婚するまでは生きる！」と、常に目標を掲げて頑張りました。そして、七〇歳を超えた今、「孫の成長が生きがい」と言っています。

つい先日もお目にかかりましたが、Sさんは肌の艶もよく、とても元気でした。このように、生きることに次々と目標を掲げ、考え方もプラス思考に変えたことが大きな成功要因だったと思います。プラス思考は、マイナス思考に比べてストレスがたまりません。

ガンを寄せつけない生き方――まとめ

ガンに打ち勝つ、ガンを寄せつけないためには、免疫細胞がより活性化するよい食習慣・生活習慣に改める必要があります。最後に、「ガンを寄せつけない生き方」の最重要ポイントを整理しておきましょう。

❶ 食を根本的に変える。今まで牛・豚・羊の赤肉をたくさん食べていた人は、食物繊維が豊富な植物性食品のホールフード（丸ごと食べる）を中心にする。タンパク質の補給は、魚介類や大豆製品、脂肪の少ない鶏肉などをメインする。

❷ ファイトケミカルが豊富な果物、野菜を意識して摂る。

❸ エビデンスのあるサプリメントの力を借りよう。キノコなどの菌類も有効です。

❹ 考え方をプラス思考、楽観主義に変える努力をして、前向きに生きる。

❺ 自分にあった適度な運動習慣を身につける。筋力と体力のある人はガン治療にも耐えられ、病気の予後もよい。ただし、久しぶりに運動する人は張り切りすぎないこと。少しずつコツコツはじめる。

❻ 心にトキメク目標をもち、生きる希望を抱き続ける。

❼ 気軽に話せる人を周りにもつ。

まずはできるところから実行してください。その先には、必ず明るい未来が待っています。

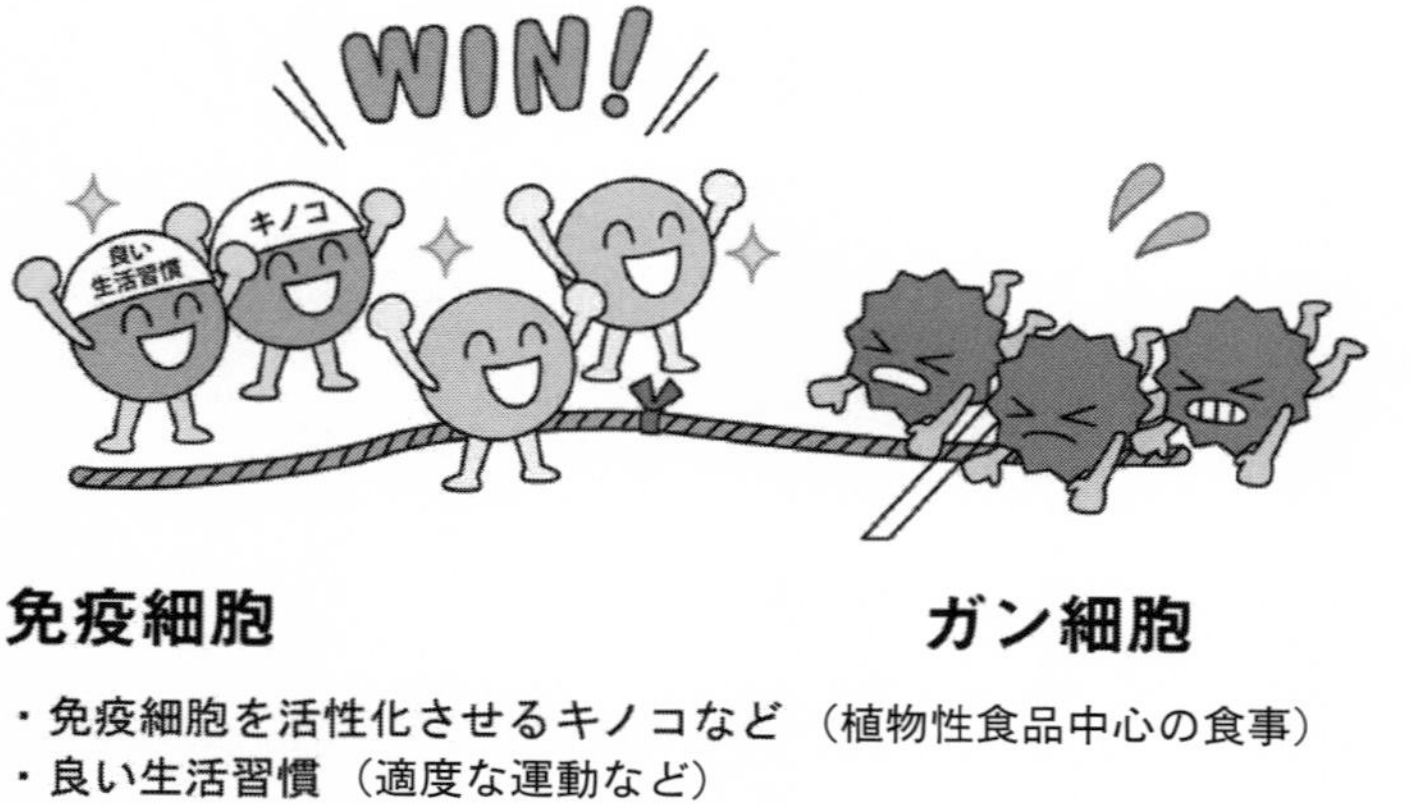

・免疫細胞を活性化させるキノコなど（植物性食品中心の食事）
・良い生活習慣（適度な運動など）

そうすれば、綱引きで免疫細胞が勝ちます。

あとがき——日本人の気質は単一的

新潟での小学生時代、字が読めるようになると毎日の「新聞読み」（朝日新聞）が何よりも楽しみでした。小学校五〜六年生のころです。ある日、積水化学の社長（当時）が書かれたコラムを読んだのですが、どういうわけか、今でもその内容を記憶しています。「日本人の気質を嫌というほど思い知らされた」という内容ですが、記憶に基づいて紹介します。

フラフープ（直径一メートルほどのプラスチック製の輪の中に入り腰を振って回転させる運動）が美容と健康に良いとして大ブームとなり、積水化学は多いに儲かりました。そこで、市場の品薄に対して新工場を着工し、いざ稼働というタイミングで、フラフープは腸捻転などの内臓障害になる、とのニュースが流れ、ブームはパッタリと鎮静化し、結果的に会社は大きな損失を被りました。

このときに、日本人の気質は、付和雷同《ふわらいどう》的に一気に一方に流されやすいということを思い知らされました。だから、私が社長の間は二度とブーム商品には手を出しません。

参考までに述べますと、その後、腸捻転などの症状とフラフープの因果関係は科学的に否定されています。ブームを鎮静化させたニュースは、どうも根拠に乏しかったようです。

この記事の内容が子ども心に残り、その後今日まで、雨後《うご》の筍《たけのこ》のように日本で起きた「だっこちゃんブーム」、「釣り堀ブーム」、「バッティングセンターブーム」、「ボーリングブーム」などに対して、この熱狂的なブームはいつ去るのだろうか？　なぜ、急にそうなってしまうのか？　などと冷めた目で見ていました。そして、「日本人の民度は高いが、確かに一気に一方に流される気質がある！」という思いを痛感しています。

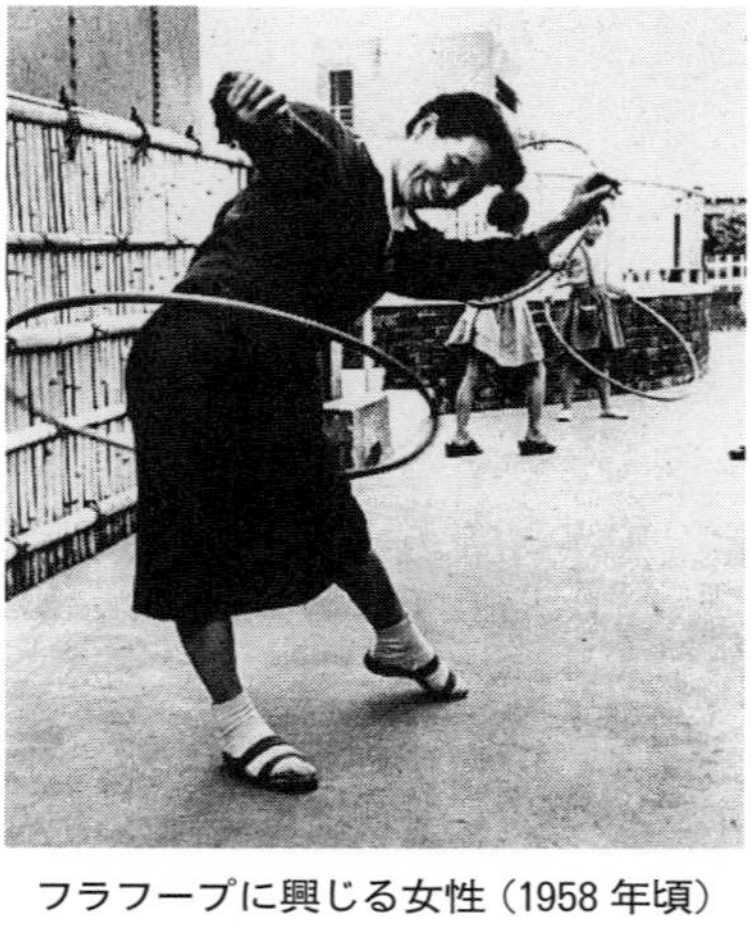
フラフープに興じる女性（1958 年頃）

小学生時代から時が過ぎ、一九六九（昭和四四）年、大学卒業時にＪＴＢのツアー「イスラエルとヨーロッパの旅」に参加しました。もちろん、初めての海外旅行です。最初の訪問国であるイスラエルでは、ヘブライ大学のキャンパスを歩きました。日本でいえば東京大学のような存在です。

昼休みのせいか、多くの男子・女子学生が太陽の降り注ぐキャンパスに出ていました。女子学生のファッションが目に飛び込みます。ミニスカートあり、パンタロンありと、多種多様なファッションです。それぞれ個性的で、その人に似あっていて素敵だったことが心に残っています。

一方、当時の日本女性は、ミニスカートが流行ると、自分に似合う、似合わないに関係なくほとんどの人がミニスカートです。そして男子学生は、多くがタートルネックにエンジ色のカーデガンという格好でした。こんなところにも、ブームに流されやすい国民性を感じてしまいます。どうやら、個性を追究するといった姿勢が乏しいようです。

話は変わりますが、日本医療の大きな欠陥は、栄養学の乏しさからか「病気にならない一次予防医学」ができないところにあるように思います。それさえできれば、国民はより健康になり、医療費の削減につながります。幸いなことに、このことに気付いた国の機関がありました。「国立健康・栄養研究所」です。

二〇〇二年一二月、この機関は医師、薬剤師などに対して一年間、栄養学の通信教育を施し、その後に試験を行って、合格者に対して「栄養情報担当者（NR: Nutrition Representative」として認定する制度をスタートさせました。合格するには高いレベルの知識が要求されます。受験した医師や薬剤師からは、「自分たちの足りない知識を補うもの」として、非常に高い評価を受けていました。

薬剤師である私も、この制度でNRのライセンスを取得して、「日本の医療における欠点を補う素晴らしい制度だ」と言って周囲に吹聴していました。

しかし、民主党政権時の「事業仕分け（行政刷新会議）」（二〇一〇年度）にあい、民間の認定制度に移行されてしまったのです。民間が悪いと言っているわけではありません。ただ、民間だと社会全体に対するアピール度が変わってきます。私は、この「事業仕分けに」よって、日本医療の欠陥を補う千載一遇のチャンスを逃したように思っています。

しかし、当時はこの事業仕分けに対して、多くの国民が拍手喝采を送っていたのではないでしょうか？　私は、次のような場面を記憶しています。

テレビで見ていたのですが、政権側が「数分で事業の存在意義を話してください」と言ったのですが、それに対して仕分けされる側のある女性理事長が、「このような重要な問題を数分で話せというのは、無茶な話です」というような反論をしていました。

まったくもって女性理事長が言うとおり、と私は思いました。しかし、政権側、テレビをはじめとする多くのマスコミ、さらに当時の多くの国民は、民主党の「事業仕分け」のやり方については深く考えもせずに拍手喝采を送っていたのです。こんなところにも、「日本人は付和雷同的に、一気に、一方に流される気質がある」と感じた次第です。

他国と交流の少ない島国の国民にありがちな、視野が狭くて閉鎖的な性質や考え方がこのような気質に影響しているのかどうかは分かりません。ただ、どのように考えても、「一歩立ち止まって物事を冷静に検証する」といった多様性をもっている人が少ないように思います。「アガリクス事件」のときも同じでした。偏ったニュースでキノコの研究者までが白い目で見られてしまう。その結果、研究者がいなくなった――これは隠しようのない事実なのです。

以上のように、一時の偏った情報、誤った情報や感情、そして一般的に流布されている知識だけで物事を判断すると、あなたの周りに起こっている医療問題においても悲惨な結果を招いてしまう場合があるのではないかと心配でなりません。

具体的な話をしましょう。本書の冒頭で紹介した、今は亡きブラジルの今井庸浩さんが私に対して、悔しそうに話してくれた内容です。

日本は手術療法、抗がん剤療法、放射線療法の三大療法が中心なのに対して、ブラジルは、アメリカ、イギリス、フランスと同じく、自然療法などの代替医療や統合医療に人気があります。日本に住んでいる今井さんの親しい友人の奥さんが乳ガンになったときの話です。

友人から、「妻が乳ガンになったので、名医と言われる先生に手術をしてもらうことになった。手術後は、抗がん剤治療を行う予定です」という連絡が今井さんに入りました。それに対して今井さんは、次のように強く提案しました。

「日本ではそれが常識かもしれないが、手術の前にやることがあるのではないか？　手術をしてしまったら後戻りできない。切り取られ、失われたものは元に戻らない。抗がん剤の副作用も大変だ。ブラジルでは、レモンぐらいの大きさの乳ガンが一か月ほどで消えたという事例もある。ともかく、何でも協力するので、ほかの療法を考えたらどうか？　手術をするのは、その様子を見てからでもいいのでは」

これに対して友人は、日本人の一般常識からか、「名医と言われる先生なので、今から手術を延ばしてくださいとは言えない」と返したそうです。

「そんな小さなこだわりと奥さんの命、どっちが大切なのか？　後悔しないように、外科手術・抗がん剤の前にほかの方法を試してからでもよいのではないか。ブラジルでは、代替医療を選択する人が多い」

　このようなやり取りが何回か行われたようですが、手術は予定どおり行われ、その後、奥さんは、抗がん剤の副作用などもあって早期に亡くなったそうです。そして、友人から連絡が入りました。

「今井さん、あなたの言っていた意味が、今、初めて分かりました」


　私は、ここにも日本人にありがちな、律儀ではあるものの多様性と大局観に乏しく、日本だけの常識に流されやすい性質や考え方を感じてしまいます。そして、第8章でも紹介した、ガン専門医の水上治先生の言葉が浮かんできます。

「日本のがん患者さんは、自分の命がかかっているのもかかわらず、お医者さん任せが多すぎる。それに対してアメリカの患者さんは、ともかく自分の病気に対して勉強熱心で、しっかりとした自分の考えをもち、自己責任の意識が非常に高い」


　勉強にはそれほどお金はかかかりません。しっかりと勉強し、広い知識と正しいと確信できる自分なりの考えをもってください。

家族のどなたかがガンを患った場合、お医者さん任せにする人よりも、家族や知人みんなで情報を集め、その広い知識のなかでしっかりした医療機関を選択し、ガンに立ち向かった人たちのほうがよい結果に恵まれると思います。

まずは、一般的な偏った情報に惑わされることなく、ガンを減らしている世界のガン医療の実態を知りましょう！　そうすれば、誤った情報に惑わされず、幅広い観点から冷静に判断する能力が身につくはずです。

最後になりますが、本書を執筆するにあたって、東京薬科大学の宿前利郎名誉教授、大野尚仁名誉教授をはじめ、同大学免疫学教室ののみなさんには共同研究スタート時点から今日までご指導いただき感謝申し上げます。とくに、大野名誉教授には、途中、研究継続がピンチのときもありましたが、現在まで常に温かい励ましの言葉も含め、数多くのご指導をいただきました。

また、本研究に医療機関の立場から参加いただきご指導頂きました東京・世田谷の「未病医学研究センター」の天野暁先生、同じく東京・市ヶ谷の「健康増進クリニック」の水上治先生に深く感謝申し上げます。また、水上先生には、本書の出版にあたり「すいせん文」をお書きいただきました。重ねて御礼申し上げます。

さらに共同研究先の慶應義塾大学・医学部・ヘルスサイエンスラボ、東京大学・食の安全研究センター、近畿大学・医学部、麻布大学・獣医学部、国立長寿医療研究センターのみなさまにも深く感謝致します。

そして、本書の出版社である株式会社新評論の武市一幸さんには、執筆におけるアドバイスをいただきました。深く御礼申し上げます。

一人でも多くの方々が本書を手にし、ガン医療の参考にし、明るい希望・未来を手元に引寄せられることを切に願っております。

二〇二二年　師走

元井益郎

・Yamanaka D et al., Immunopharmacol Immunotoxicol. (2012), 34 (4): 561–570.
・Ishibashi K et al., Int J Med Mushrooms. (2009), 11 (2): 117–131.
・Yuminamochi E et al., Immunology. (2007), 121 (2): 197–206.
・Fujiwara K. Kyouto furitu ikadaigaku zaltusi 118 (12), 823–841, 2009.
・Motoi M et al, Int J Med Mushrooms. (2015) 17 (9): 799–817.
・Krueger J et al., Ann N Y Acad Sci. 933: 211–21. The role of cytokines in physiological sleep regulation. (2001)
・Jewett K et al., Vitam Horm. 89: 241–257. Humoral Sleep Regulation; Interleukin-1 and Tumor Necrosis Factor. (2012)

第８章

・T・コリン・キャンベル、トーマス・M・キャンベル『チャイナ・スタディー』グスコー出版、2016年
・元井益郎『49歳からの若返る教科書』新評論、2021年
・元井益郎著・大野尚仁監修『医師と薬に頼らないがん治療』大学教育出版、2021年
・*J Health Psychol*. 2017 Feb 1: 1359105317691589
・水上治『がんで死なない最強の方法』青月社、2021年
・ケリー・ターナー／永田美穂訳『がんが自然に治る生き方』プレジデント社、2014年
・Pro Natl Acad Sci U S A. 2019 Sep 10: 116 (37): 18357–18362

・江崎禎英『社会は変えられる』図書刊行会、2018年
・大谷肇『人はなぜがんになるのか』風泳社、2020年
・国立がん研究センター・ホームページ（2022年10月5日アクセス）
・Tomasetti, C., Li, L. & Vogelstein, B. *Science* 355, 1330–1334 (2017).
・済陽高穂『今あるガンが消えてゆく食事』マキノ出版、2018年

第5章

・国立健康・栄養研究所ホームページ。「健康食品」の安全性・有効性情報
・Perceived stress level and risk of cancer incidence in a Japanese population: the Japan Public Health Center (JPHC)-based Prospective Study 10.1038/s41598-017-13362-8.
・「日本糖尿病学会と日本癌学会の合同委員会報告」2013年

第6章

・大野尚仁・水上治『がん補完代替医療とアガリクス』幻冬舎MC、2010年
・鈴木隆二『免疫学の基本がわかる事典』西東社、2015年

第7章

・元井益郎『露地栽培アガリクスの機能性に関する研究』東京薬科大学学術リポジトリ、2015年
・Yamanaka D et al., Int Immunopharmacol. (2012), 14 (3): 311–319.
・Liu Y et al., Evid Based Complement Alternat Med. (2008), 5 (5): 205–219

参考文献一覧

第２章

・D. L. Hawksworth: *Mycol. Res.*, 105, 1422（2001）
・小川真『きのこの自然誌』山と溪谷社、2022 年
・ポール・スタメッツ『TED カンファレンス』より、2008 年

第３章

・吉田企世子、松田早苗監修『あたらしい栄養学』高橋書店、2007 年
・宇多川久美子『薬剤師は薬を飲まない』廣済堂出版、2013 年
・宇多川久美子『薬が病気をつくる』あさひ出版、2014 年
・ロジャー・ウィリアムス『The Wonderful World Within You』1977 年
・*Public Health* 2018 Sep: 3（9): e419–e428
・岡本卓『本当は怖い「糖質制限」』祥伝社新書、2013 年
・西沢邦弘『日本人のための科学的に正しい食事術』三笠書房、2018 年
・デビット・A・シンクレア、マーシュ・D・ラプラント／梶山あゆみ訳『LIFE SPAN』東洋経済新報社、2020 年
・*j Intern Med*. 2016 Oct: 280（4): 375–87
・Ann. Rep. TokyoMetr. Res. Lab. P. H., 53, 101–107（2002）

第４章

・今村光一『いまの食生活では早死にする』タツの本、2002 年
・上馬場和夫『代替医療＆統合医療』河出書房新社、2005 年
・今西二郎『統合医療』金芳堂、2008 年

KA21（Agaricomycetes), Assessed by Immunoglobulin Preparations for Intravenous Injection
International Journal of Medicinal Mushrooms, 19（8）745–758（2017）

㉘ Activation of macrophages by laccase-polymerized polyphenol is dependent On phosphorylation of Rac1
Biochemical and Biophysical Reseach Communications 495 2209–2213（2018）

㉙ *Agaricus brasiliensis* KA21 May Prevent Diet-Induced Nash Through Its Antioxidant, Anti-Inflammatory, and Anti-Fibrotic Activities in the Liver
Foods, 8, 546; doi: 10.3390/foods8110546（2019）

㉚ Outdoor-Cultivated Royal Sun Medicinal Mushroom *Agaricus brasiliensis* KA21（Agaricomycetes）Reduces Anticancer Medicine Side Effects
International Journal of Medicinal Mushrooms, 22（1): 31–43（2020）

㉛ Open-label Study of the Influence of Food Containing the Royal Sun Mushroom, *Agaricus brasiliensis* KA21（Higher Basidiomycetes), on the beta-Glucan-specific Antibody Production in Healthy Human Volunteers
International Journal of Medicinal Mushrooms, DOI: 10.1615/2020037471

㉜ Binding Specificity of a New Artificial β–Glucan Recognition Protein and Its Application to β–Glucan Detection in Mushroom Extracts
International Journal of Medicinal Mushrooms, 23, 1–12（2021）

interactions
Food Chemistry, 141 4073–4080 (*2013*)

㉑ Cloning and Characterization of Laccase DNA from the Royal Sun Medicinal Mushroom, *Agaricus brasiliensis* (Higher Basidiomycetes)
International Journal of Medicinal Mushrooms, 16, 375–393 (*2014*)

㉒ Differences in antioxidant activities of outdoor-and indoor-cultivated *Agaricus brasiliensis*, and protective effects against carbon tetrachloride-induced acute hepatic injury in mice.
BMC Complement Altern Med., 14: 454. 24 Nov (*2014*)

㉓ *Agaricus brasiliensis* KA21 Improves Circulatory Functions in Spontaneously Hypertensive Rats
Journal of Medicinal Food, 17 (*3*) *295–301* (*2014*)

㉔ Effect of polymeric caffeic acid on antitumour activity and natural killer cell activity in mice
Journal of Functional Foods, 6 513–522 (*2014*)

㉕ Open-Label Study on the Influence of Food Containing the Royal Sun Mushroom, *Agaricus brasiliensis* KA21 (Higher Basidiomycetes), on the Quality of Life of Healthy Human Volunteers
International Journal of Medicinal Mushrooms, 17 (9) 799–817 (2015)

㉖ *In vitro* Anti-Influenza Virus Activity of *Agaricus brasiliensis* KA21
Biocontrol Science, 22 (3) 171–174 (2017)

㉗ Immunoreactivity of the Cold Water Extract of Royal Sun Culinary-Medicinal Mushroom, *Agaricus brasiliensis* Strain

al.（Agaricomycetideae）
International Journal of Medicinal Mushrooms, 13（*1*）*78–82*（*2011*）

⑭ Effect of *Agaricus brasiliensis*-derived cold water extract on Toll-like receptor 2-dependent cytokine production in vitro
Immunopharmacology and Immunotoxicology, 34 561–570（*2012*）

⑮ Safty Study of Culinary-Medicinal Royal Sun Agaricus, *Agaricus brasiliensis* S. Wasser et al. KA21（Higher Basidiomycetes）Assessed by Prokaryotic as well as Eukaryotic Systems
International Journal of Medicinal Mushrooms, 14（*2*）*135–148*（*2012*）

⑯ The Effect of Enzymatically Polymerised Polyphenols on CD4 Binding and Cytokine Production in Murine Splenocytes
PLoS ONE, 7（*4*）*e36025.*（*2012*）

⑰ *Agaricus brasiliensis*-derived β–glucans exert immunoenhancing effects via a dectin-1-dependent pathway
International Immunopharmacology, 14 311–319（*2012*）

⑱ Analysis of the titer and reactivity of antibody/ies against fungal cell wall β–glucans in human sera.
International Journal of Medicinal Mushrooms, 15（*2*）*: 115–26.*（*2013*）

⑲ Royal Sun Medicinal Mushroom, *Agaricus brasiliensis* KA21 (HigherBasidiomycetes), as a Functional Food in Humans.
International Journal of Medicinal Mushrooms, 15（*4*）*: 335–43.*（*2013*）

⑳ Modulation of interferon-γ synthesis by the effects of lignin-like enzymatically polymerized polyphenols on antigen-presenting cell activation and the subsequent cell-to-cell

Biological Activities of *Agaricus brasiliensis* S. Wasser et al. (Agaricomycetideae)
International Journal of Medicinal Mushrooms,. 8, 329–341 (2006)

⑧ Immuonamodulating Activity of *Agaricus Brasiliensis* KA21 in Mice and in Human Volunteers
Evidence-based Complementary and Alternative Medicine, 5 (2) 205–219 (2008)

⑨ Effect of Oral Administration of Dried Royal Sun Agaricus, *Agaricus brasiliensis* S. Wasser et al. (Agaricomycetideae), Fruit Bodies on Anti-β–Glucan Antibody Titers in Humans
International Journal of Medicinal Mushrooms, 11 (2) 117–131 (2009)

⑩ Anti-fungal Cell Wall β–glucan Antibody in Animal Sera
Jpn. J. Med. Mycol, 51, 99–107 (2010)

⑪ *Ipomorea batatas* and *Agarics blazei* ameliorate diabetic disorders with Therapeutic Antioxidant potential in streptozotocin-induced diabetic rats
J. Clin. Biochem. Nutr, 48 194–202 (2011)

⑫ Characterization of blood β–1,3–glucan and anti-βglucan antibody in hemodialysis Patients using culinary-medicinal Royal Sun Agaricus, *Agaricus brasiliensis* S. Wasser et al. (Agaricomycetideae)
International Journal of Medicinal Mushrooms, 13 (2) 101–107 (2011)

⑬ Partial Purification and Characterization of Polyphenoloxidase from Culinary-Medicinal Royal Sun Mushroom (the Himematsutake), *Agaricus blasiliensis* S. Wasser et

ブラジル露地栽培アガリクス（*Agaricus Brasiliensis* KA21）に関するの研究論文

「日本のサプリメントはエビデンス（科学的裏付け）がない。もし、エビデンスがあるのなら、どのようなものか知りたい」と、医師をはじめとする皆さまからの声を聞きます。そのような要望に応えるため、論文掲載年順にPubMedなどで検索しやすいよう「論文タイトル名付き」で記載します。

① Antitumor β–Glucan from the Cultured Fruit Body of *Agaricus blazei*
Bio. Pharm. Bull, 24（7）820–828（2001）

② （1→3）-β–D-glucan in the fruit bodies of *Agaricus blazei*
Pharm Pharmacol Lett, 2:87–90（2001）

③ Anti-β–Glucan Antibody in Cancer Patients（Preliminary Report）
International Journal of Medicinal Mushrooms, 6, 41–48（2004）

④ Anti-β–Glucan Antibody in Bovine Sera
International Journal of Medicinal Mushrooms, 7. 533–545（2005）

⑤ Cloning and Characterization of Polyphenoloxidase DNA from *Agaricus Brasiliensis* S. Wasser et al（Agaricomycetideae）
International Journal of Medicinal Mushrooms, 8, 67–76（2006）

⑥ Effect of *Agaricus brasiliensis* S. Wasser et al.（Agaricomycetideae), on Murine Diabetic Model C57BL/Ksj- db/db
International Journal of Medicinal Mushrooms, 8, 115–128（2006）

⑦ Effect of Culture Conditions on the Chemical Composition and

著者紹介

元井益郎（もとい・ますろう）

1946年（昭和21年）新潟県柏崎市生まれ。

東京薬科大学薬学部卒。薬学博士、薬剤師、日本抗加齢医学会認定指導士、NRサプリメントアドバイザー、毛髪診断士
1969年、漢方薬メーカーのジェーピーエス製薬（株）に入社、製造・製品開発部門に勤務。

1973年、東栄新薬株式会社設立。外用薬メーカーとしてスタートしたが、ブラジルの「神のキノコ＝ブラジル露地栽培アガリクス」に出合い、東京薬科大学をはじめ多くの大学および研究機関と、その研究開発に力を注ぐ。

2003年、サプリメントメーカーのサンプライズ株式会社を設立。

2016年、「露地栽培アガリクスの機能性に関する研究」（東京薬科大学・学術リポジトリ）で、博士（薬学）を取得。

趣味は山登りとマラソン。76歳になるが、自称年齢は52歳。2014年、アコンカグア、2017年、デナリ（マッキンリー）に登頂成功。

好きな言葉は、「過去は変えられないが、未来は変えられる」。

著書として、『薬学博士が教える　医師と薬に頼らない　がん治療』（大学教育出版、2021年）、『49歳からの「若返る」教科書』（新評論、2021年）がある。

なぜ、妻のガンは2週間で消えたのか
――薬用キノコ研究一筋27年――

（検印廃止）

2023年1月25日　初版第1刷発行

著　者　元　井　益　郎
発行者　武　市　一　幸

発行所　株式会社　新　評　論

〒169-0051 東京都新宿区西早稲田3-16-28
http://www.shinhyoron.co.jp

TEL　03（3202）7391
FAX　03（3202）5832
振替　00160-1-113487

定価はカバーに表示してあります。

落丁・乱丁本はお取り替えします。

装幀　山田英春
印刷　理想社
製本　中永製本所

ISBN978-4-7948-1228-5
Printed in Japan

新評論　　好評既刊

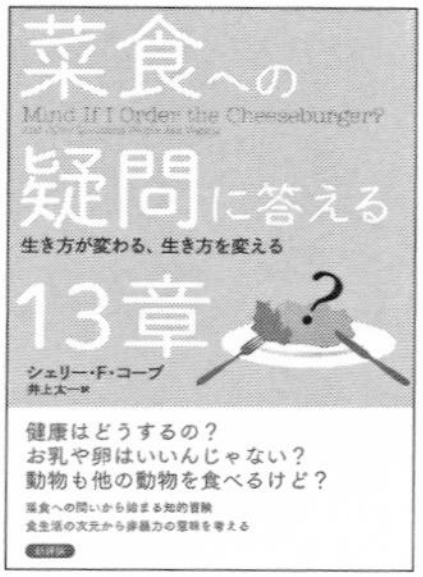

シェリー・F・コーブ／井上太一訳

菜食への疑問に答える13章

生き方が変わる、生き方を変える

菜食への問いから始まる知的冒険。
食生活の次元から日常-非日常を見つめ直し、
倫理にかなった生の姿を探求する。

四六並製　328頁　2750円　ISBN978-4-7948-1058-8

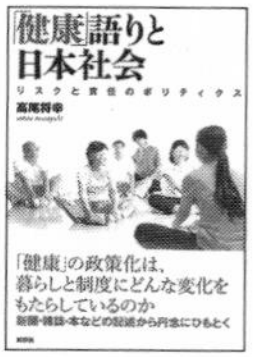

高尾将幸

「健康」語りと日本社会

リスクと責任のポリティクス

健康グッズ、健康医療、健康生活…、公私両域をまたぐ「健康」言説の生成、亢進、政策化が私たちの暮らしと制度に及ぼす影響。

四六並製　312頁　3520円　ISBN978-4-7948-0983-4

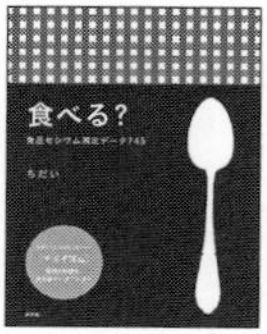

ちだい

食べる？

食品セシウム測定データ745

子育て世代を中心に熱い支持を集めるパワーブロガーが、
「食」の安心を求める全ての人におくる決定版データブック！

B5変並製　224頁　1430円　ISBN978-4-7948-0944-5

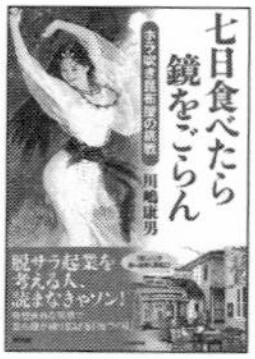

川嶋康男

七日食べたら鏡をごらん

ホラ吹き昆布屋の挑戦

卑弥呼や楊貴妃を人質に、ホラを吹いてみよう、女を口説いてみよう？
昆布専門店「利尻屋みのや」が仕掛けた、小樽の街並み復古大作戦！

四六並製　288頁　1760円　ISBN978-4-7948-0952-0

＊表示価格はすべて税込み価格です。

新評論　好評既刊

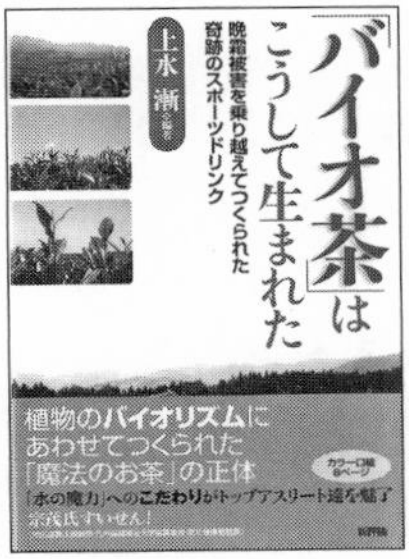

上水漸編著

「バイオ茶」は　こうして生まれた

晩霜被害を乗り越えてつくられた　奇跡のスポーツドリンク

「水の魔力」への魅了と追究が、植物のバイオリズムにあわせた「魔法のお茶」を作り出した。
宗茂氏（旭化成陸上部・顧問）すいせん！

四六並製　196 頁＋カラー口絵 8 頁　1980 円
ISBN978-4-7948-0857-8

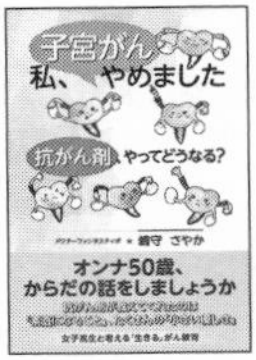

ドクターファンタスティポ★嶋守さやか

私、子宮がんやめました

抗がん剤、やってどうなる？

社会学者が 50 歳で迎えた「がん」との出会い。
辛さと怖さに日々向き合っている「あなたの心」に触れたくて。

四六並製　204 頁　1980 円　ISBN978-4-7948-1211-7

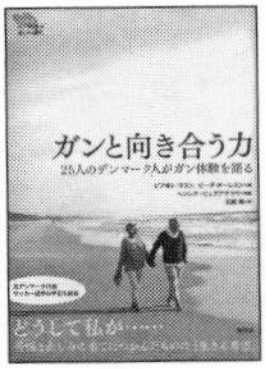

B・マスン＋P・オーレスン編／写真：H・ビェアアグラウ／石黒暢訳

ガンと向き合う力

25 人のデンマーク人がガン体験を語る

5 人が赤裸々に語るガン闘病体験。人間のもつ弱さと強さ、絶望と希望、苦悩と歓喜が胸を打つ感動のドキュメンタリー。

A5 並製　240 頁　2420 円　ISBN978-4-7948-1013-7

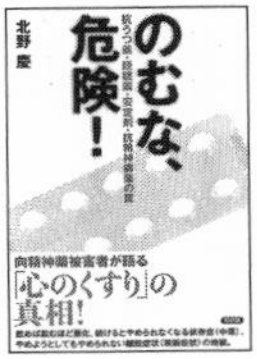

北野 慶

のむな、危険！

抗うつ薬・睡眠薬・安定剤・抗精神病薬の罠

薬害被害者が語る"心のくすり"の真実――悪化・中毒・禁断症状の罠。
薬物療法からの解放を求めて。

四六並製　240 頁　1980 円　ISBN978-4-7948-1000-7

＊表示価格はすべて税込み価格です。